高等医学院校实验系列规划教材

人体寄生虫学实验教程

RENTI JISHENGCHONGXUE SHIYAN JIAOCHENG

主　编　夏　惠　王雪梅

副主编　焦玉萌　陶志勇

编　委（以姓氏笔画为序）

王小莉　王雪梅　王媛媛　方　强

李江艳　陈兴智　杨小迪　胡守锋

陶志勇　夏　惠　常雪莲　焦玉萌

中国科学技术大学出版社

内 容 简 介

人体寄生虫学是基础医学的重要组成部分,属于病原生物学范畴,也是紧密联系基础医学与临床医学和预防医学的学科之一。

实验教学既是对基本理论和基本知识的验证,也是培养学生的动手能力、观察能力、分析能力、解决问题能力以及学习、掌握寄生虫学基本研究方法的重要环节。

本书是《人体寄生虫学》的配套实验教材。编写此实验教材的目的是帮助学生梳理、归纳和总结所学的知识,提高教学效果,便于学生自学,并为学习相关医学专业的后续课程打牢基础。

图书在版编目(CIP)数据

人体寄生虫学实验教程/夏惠,王雪梅主编. —合肥:中国科学技术大学出版社,2016.8(2021.8 重印)

ISBN 978-7-312-04031-3

Ⅰ.人… Ⅱ.①夏… ②王… Ⅲ.医学—寄生虫学—实验—医学院校—教材 Ⅳ.R38-33

中国版本图书馆 CIP 数据核字(2016)第 160780 号

出版	中国科学技术大学出版社
	安徽省合肥市金寨路 96 号,邮编 230026
	http://press.ustc.edu.cn
	https://zgkxjsdxcbs.tmall.com
印刷	合肥市宏基印刷有限公司
发行	中国科学技术大学出版社
经销	全国新华书店
开本	710 mm×1000 mm 1/16
印张	12.75
字数	266 千
版次	2016 年 8 月第 1 版
印次	2021 年 8 月第 5 次印刷
定价	28.00 元

前　言

  人体寄生虫学是基础医学的重要组成部分,属于病原生物学范畴,也是紧密联系基础医学与临床医学和预防医学的学科之一。实验教学既是对基本理论和基本知识的验证,也是培养学生的动手能力、观察能力、分析能力、解决问题能力以及学习、掌握寄生虫学研究基本方法的重要环节。

  为了适应学科发展的需要和满足实验教学的要求,本实验教程以本科规划教材为基础,紧跟医学实验教学趋势,结合寄生虫学教学的实际需求,合理组织内容,并将其有机整合。

  本书包括"人体寄生虫学"实验、"人体寄生虫学"案例、"人体寄生虫学"习题及模拟试卷和常见人体寄生虫图谱四部分内容。实验指导部分包括线虫、吸虫、绦虫、原虫和医学节肢动物几个主要章节,编写力求简明实用、条理清晰。案例分析是我们结合案例进行主体易位教学的一种尝试,我们力图通过这种方式的教学,来训练学生对人体寄生虫病处理的临床能力。习题及模拟试卷部分的目的是帮助学生梳理、归纳和总结所学的知识,以求提高教学效果,便于学生自学和积极应考。在常见人体寄生虫图谱部分,我们选取了92幅各种人体寄生虫彩色图片,以帮助学生识别虫种。

  本教程部分彩色图片及模拟试题参考了有关资料,在此谨致谢意。

  在本书编写过程中,各位编委付出了辛勤的劳动,但由于编者水平有限,书中错误在所难免,恳请广大师生批评和指正,编者将在今后补充和完善。

编　者

2016 年 5 月

目　　录

第二部分　"人体寄生虫学"案例

第三部分　"人体寄生虫学"习题及模拟试卷

第四部分　常见人体寄生虫图谱

第一部分

"人体寄生虫学"实验

绪　　论

一、实验目的和要求

人体寄生虫学的实验课与理论课是互相联系的一个整体，与其他各学科的实验一样，它是贯彻理论联系实际的重要的教学环节。学生通过实验可加深对基本理论知识的理解，帮助记忆，巩固学过的基本内容。在实验过程中，必须熟练掌握寄生虫诊断、鉴定等基本技能，并养成严谨的科学态度，严格遵守操作规程，严密观察、忠实记录。

鉴于人体寄生虫学是基础医学中的一门病原学课程，具有本门课程教学内容上的特点，所以要求学生通过实验，掌握人体寄生虫的主要形态、鉴别特点、生活史以及有关的检查鉴定等操作技术，为将来进行独立临床诊断及卫生防疫工作打下基础。

二、实验内容和方法

实验课的内容由教师讲解、示教、镜检、技术操作和完成作业等部分组成。示教要求学生观察典型虫体的构造，镜检与技术操作要求学生熟练掌握基本技术，在每次实验完成时应写出实验报告并完成绘图。绘图要按照实验指导的要求，在多次观察、掌握标本特征的基础上方可进行绘制，并标注出虫期及其主要结构的名称。

三、考核方式

根据平时作业完成情况进行考核和期末标本考试。

四、实验课的注意事项

1. 应自觉遵守纪律，做到不迟到、不早退。要保持实验室安静，座位经老师编定后,不得擅自调位。

2. 爱护一切公共财物,细心使用显微镜,注意不要损坏标本,如有损坏应立即报告老师,并自行登记,以后根据规定统一进行处理。

3. 实验前必须预习本次实验内容,并联系理论深入理解。示教标本不准随意移动,以使得每次实验都能顺利进行,达到预期的效果。

4. 实验指导内所规定的绘图,要按照实际观察到的标本形态用适当比例认真地进行绘制,不准抄袭。绘图要以使用硬质黑色铅笔为主,有时可使用彩色铅笔。如实验报告不符合要求,均应重做。作业要当堂完成,交到指定地方。

5. 实验完毕后,注意搞好实验室的清洁工作,并将器材、标本整理好放回原处,关好水电和门窗方可离开。

第一章 线 虫

第一节 似蚓蛔线虫(蛔虫)
(*Ascaris lumbricoides*)

【目的和要求】

1. 掌握蛔虫受精卵及未受精卵的形态。
2. 掌握诊断蛔虫病的粪便直接涂片检查的技术操作。
3. 熟悉蛔虫成虫的形态结构。

【实验内容】

一、示教标本

1. 蛔虫成虫(保藏标本)

活蛔虫略带粉红色或微黄色,经福尔马林液固定后呈灰白色。虫体圆柱形,两端纤细,体表光滑,可见有细横纹和明显的侧索,色泽较周围稍深,隐约见于皮下。

雌雄识别:雌虫较雄虫大,尾端钝圆,生殖器官为双管型。雄虫尾端向腹面弯曲,有一对象牙状的交合刺,生殖器官为单管型。

2. 蛔虫成虫(玻片染色标本)

(1)唇瓣:标本是将蛔虫前端切下,经固定处理后,封藏于载玻片而成。在低倍镜下可见口孔周围有三片唇瓣呈"品"字形排列。

(2)虫体横切面,分雌雄两种,用低倍镜观察下列内容:

① 体壁。外层为浅黄色半透明的角质层,中层为无结构的角皮下层,内层为

肌肉细胞层。蛔虫属多肌型,肌肉细胞多而长。

② 内部器官。由于切片位置不同,故内部结构并非每片皆同。一般的构造是有一肠管,位于切面中部,较大而呈扁形,由柱状细胞组成。在雌虫可见两个圆形含虫卵的子宫,还有许多小圆形的卵巢或输卵管(输卵管较卵巢大,中有小腔,若仔细看可看到内有纤毛,而卵巢则无)。在雄虫可见到许多圆形切面的睾丸。

3. 虫卵

(1) 受精蛔虫卵。

(2) 未受精蛔虫卵。

(3) 脱蛋白质膜蛔虫卵。

(4) 感染期蛔虫卵。

4. 病理标本

标本是从尸体解剖而得,观察时联系蛔虫的生活习性与致病性的关系。

5. 技术操作

粪便检查采用厚涂片透明法(改良加藤法)。

取约 50 mg 已用 100 目不锈钢筛除去粪渣的粪便,置于载玻片上,覆以浸透甘油-孔雀绿溶液的玻璃纸片,用橡皮塞轻压,使粪便铺开成 20 mm×25 mm 大小,置于 30～36 ℃温箱中 30 min 或 25 ℃左右 1 h,待粪膜稍干,即可镜检。

玻璃纸准备:将玻璃纸剪成 22 mm×30 mm 的小片,浸于甘油-孔雀绿溶液(含 100 ml 纯甘油,100 ml 水和 1 ml 3‰孔雀绿水溶液)中,不少于 24 h,使玻璃纸浸透呈现绿色即可。使用此法需掌握粪膜的合适厚度和透明的时间,如粪膜厚,透明时间短,虫卵难以发现;如透明时间过长则虫卵变形,也不易辨认。如检查钩虫卵时,透明时间应在 30 min 以内。

二、观察标本及技术操作

1. 观察标本

(1) 受精蛔虫卵:卵呈宽椭圆形,卵壳较厚,壳的表面通常有一层由虫体子宫分泌物形成的凹凸不平的蛋白质膜,在肠道内被胆汁染成棕黄色。卵内有一个大而圆的卵细胞,两端与卵壳间常有一新月形空隙。

(2) 未受精蛔虫卵:呈长椭圆形(有时其形状不太规则),棕黄色,卵壳及蛋白质膜均较受精卵薄,卵内含有许多折光性较强的卵黄颗粒。

(3) 脱蛋白质膜卵:无论受精卵或未受精卵,当蛋白质膜脱落后,虫卵呈无色透明,观察时应注意勿与其他虫卵和植物细胞(多角形)相混淆。

(4) 感染期虫卵:受精卵排出体外后,在外界适宜的温湿度条件下,经过一定时间可以发育为感染期虫卵,此种虫卵在新鲜粪便中看不到。

2. 粪便直接涂片法的技术操作

（1）试剂：采用0.85％氯化钠溶液（生理盐水），即0.85 g氯化钠加蒸馏水至100 ml 。

（2）操作步骤：

① 取洁净的载玻片，中央滴一滴生理盐水。

② 用竹签或牙签挑取火柴头大小的粪便一小粒，于生理盐水内调匀。

③ 将调匀后的粪便左右摊开，涂成薄涂片，涂片的厚薄以透过涂片隐约可辨认书上的字迹为宜，不宜过厚并防止干涸。检查时应移动推进器，顺序观察，先用低倍镜找虫卵，如有疑问再换高倍镜详细观察。

（3）注意事项：

① 检查肠道寄生虫卵，也可用自来水代替生理盐水。

② 常规检查每一份粪便并检查3张涂片。粪便必须新鲜，盛粪便的容器应干净，防止污染与干燥。

【作业】

绘蛔虫的受精卵与未受精卵图，并注明结构及放大倍数。

【思考题】

1. 粪便检查未发现蛔虫卵是否可以排除蛔虫感染？

2. 蛔虫的感染率高主要与哪些因素有关？

3. 蛔虫卵的抵抗力强主要与虫卵哪些结构有关？

4. 蛔虫生活史中有哪些特点？

第二节　十二指肠钩口线虫及美洲板口线虫（钩虫）
(*Ancylostoma duodenale* and *Necator americanum*)

【目的和要求】

1. 掌握十二指肠钩虫及美洲钩虫的形态特征和鉴别要点以及钩虫卵的形态特征。

2. 掌握诊断钩虫感染常用的饱和盐水浮聚法。

3. 熟悉虫卵计数法及试管钩蚴培养法。

【实验内容】

一、示教标本

1. 观察标本

(1) 钩虫成虫(保藏标本):区别十二指肠钩虫与美洲钩虫的外部形态特征。

(2) 钩虫口囊(玻片标本):区别两种钩虫口囊的构造特征。

(3) 钩虫雄虫交合刺(玻片标本):区别两种钩虫的交合刺及交合伞的不同特征。

(4) 钩蚴:观察经钩蚴培养法所获得钩蚴的形态特征。

(5) 病理标本:钩虫成虫寄生于小肠。

2. 技术操作

(1) 司徒尔(Stoll)法,即司氏稀释虫卵计数法。

用特制的三角烧瓶(或普通三角烧瓶),容量为 65 ml 左右,在烧瓶的颈部相当于 56 ml 和 60 ml 处,有两个刻度。先把 0.1 mol/L NaOH 溶液倒入瓶内至 56 ml 处,再慢慢地加入粪便,到液面上升至 60 ml 处,然后放进玻璃珠 10 余颗,用橡胶塞塞紧瓶口,充分摇动,使其成为十分均匀的混悬液。计数时充分摇匀,用有刻度的小吸管吸取 0.075 ml 或 0.15 ml 粪液置于载玻片上,加盖片,在低倍镜下计数全片的虫卵数,乘以 200(吸 0.075 ml)或 100(吸 0.15 ml)即得出每克粪便的虫卵数。由于粪便的性状明显影响估算结果,因此不成形粪便的虫卵数应再乘以粪便性状系数,即半成形粪便乘以 1.5,软湿性粪便乘以 2,粥状粪便乘以 3,水泻粪便乘以 4。

$$雌虫数=\frac{每克粪便含虫卵数×24\ 小时粪便克数}{已知雌虫每天排卵总数}$$

成虫总数=雌虫总数×2

(2) 钩蚴培养法:钩虫卵在外界一定温、湿度条件下,数天内可发育到幼虫期而孵出,钩蚴有向温、向湿特性,可集中于水内而易于观察。此法不需用显微镜,且阳性率比粪便涂片法高 7.2 倍,效果较好。常用的是小试管培养法,本法不仅可用于钩虫感染的诊断,而且还可用作虫卵计数。操作方法:

① 取 1 cm×10 cm 的一洁净试管,加入冷开水 1～2 ml,将滤纸剪成与试管直径等宽但较试管稍长 2～3 cm 的"T"字形纸条,横条部分用铅笔写受检者姓名或编号。

② 取混匀的粪便 0.2～0.4 g(约半粒蚕豆大小),均匀地涂在纸条中段,(若须做虫卵计数,则必须准确地称取 0.5 g)。

③ 将涂有粪便的纸条插入试管内,下端浸入水中,但不要触及水底,同时注意勿使粪便混入水中。置于 20～30 ℃条件下培养。培养过程中必须注意每天补充管内蒸发掉的水分。

③ 3～5 日后,将纸条取出,检查管内水中有无钩蚴。若有钩蚴,在水中虫体透明,用肉眼或放大镜观察,可见其做蛇样运动。若欲作虫卵计数,则加碘液少许将钩蚴杀死,取管内沉淀部分置于载玻片上,以普通放大镜放大 20～30 倍即可计数钩蚴的数目。此法也可用于分离人体肠道内各种阿米巴滋养体及人毛滴虫滋养体,且能提高检出率。

二、观察标本及技术操作

1. 观察标本

(1) 虫卵:取饱和盐水浮聚法所得虫卵(或取保存于福尔马林液中的虫卵悬液作直接涂片)进行观察。镜检时光线不要太强,应先用低倍镜寻找虫卵,然后再换高倍镜详细观察,钩虫卵为长椭圆形,卵壳薄而透明,刚排出体外的虫卵,内含有 2～4 个细胞(如粪便搁置 1～2 天后,则虫卵内细胞分裂为多细胞期或发育为幼虫期)。注意虫卵的大小、外形、颜色、卵壳及卵内容物。十二指肠钩虫和美洲钩虫的虫卵在形态上没有区别。

(2) 钩虫成虫(保藏标本):钩虫病患者经驱虫后,由粪便中收集成虫,保藏于 5%福尔马林液中,可直接用肉眼观察其外部形态特征。十二指肠钩虫及美洲钩虫,体壁皆略透明,呈乳白色,雌虫尾端尖细而直,雄虫尾端膨大成伞形。两种钩虫的虫体弯曲情况不同,可作为虫种鉴别特征之一。十二指肠钩虫前端与尾端弯曲一致,似“C”形,美洲钩虫前端与尾端弯曲相反,似“S”形。

(3) 玻片染色标本:经福尔马林液固定过的虫体,再经染色透明处理后,用树胶封片,染色剂多采用酸卡红。取已染色的玻片标本置于低倍镜下进行仔细辨认,首先观察虫体的前端,注意十二指肠钩虫和美洲钩虫口囊内的钩齿和板齿的区别以及两种钩虫雄虫尾部交合伞、交合刺的不同,同时了解两种钩虫雌虫尾端尾刺的有无。

2. 饱和盐水浮聚法的技术操作

本法利用相对密度较大的饱和盐水,使相对密度较小的虫卵,特别是钩虫卵,漂浮在溶液上面,而到达浓集的目的。

(1) 饱和盐水的配制:将食盐徐徐加入盛有沸水的容器内,不断搅动,直至食盐不再溶解为止。

(2) 从粪便不同部位,取黄豆大小粪块,置于盛有少量饱和盐水的浮聚瓶内(高 3.5 cm,直径为 2 cm 的圆形直筒瓶,常用青霉素瓶代替)。

(3) 将粪便捣碎搅匀后,再加饱和盐水,加至略高于瓶口,以不溢出为止。

(4) 取洁净载玻片一块,盖于瓶口,静止达 15 min,盖时应避免产生气泡。

(5) 将载玻片垂直向上拿起并迅速翻转,进行镜检。

【作业】

绘钩虫卵图,注明结构及放大倍数。

【思考题】

1. 粪便检查钩虫卵时,为何常见到多细胞期虫卵?

2. 诊断钩虫感染常用的病原学检查方法是什么? 用何方法检查可以确定哪种钩虫感染?

3. 钩虫与蛔虫生活史有哪些异同点?

第三节　毛首鞭形线虫(鞭虫)
(*Trichuris trichiura*)

【目的和要求】

1. 认识鞭虫卵的形态特征。

2. 对鞭虫的生活史有一般的了解。

【实验内容】

一、示教标本

1. 成虫保藏标本

可直接用肉眼观察成虫的外部形态特征,鞭虫外形似马鞭状,虫体的前部较细,后部较粗,灰白色。雌虫较长,尾端不弯曲;雄虫较短,尾端向腹面作 360°卷曲,有交合刺一根。

2. 鞭虫卵

3. 病理标本

(1) 鞭虫寄生于大肠肠壁。

(2) 坡片染色标本:虫体横切面、用低倍镜观察其体壁为细肌型,肌细胞细而密。

二、观察标本

虫卵:吸取保藏福尔马林液的虫卵作一涂片,用低倍镜观察虫卵形态。卵的形状似纺锤形,黄褐色,卵壳厚,卵两端稍尖,各具一透明塞状突起(或称透明栓、盖塞)。卵自人体排出时,其中卵细胞尚未分裂。

【作业】

绘鞭虫卵图,并注明其结构及放大倍数。

【思考题】

鞭虫与蛔虫生活史有何异同点?

第四节　蠕形住肠线虫(蛲虫)
(*Enterobius vermicularis*)

【目的和要求】

1. 掌握蛲虫卵的形态特征。

2. 熟悉成虫的外形特征及诊断蛲虫病的技术操作。

【实验内容】

一、示教标本

1. 成虫(保藏标本)

患者经驱虫后由粪便中收集雌、雄成虫或当感染的儿童入睡时在肛门周围取得活的雌性成虫,保藏于5%福尔马林液中,可用肉眼直接观察。蛲虫成虫为乳白色,雄虫很小,尾部弯曲,雌虫较大,虫体中部因内含充满虫卵的子宫而较宽,尾端特别尖。观察时注意其外形特征及雌、雄成虫区别。

2. 成虫(玻片染色标本)

观察虫体前端角皮膨大形成的头翼及咽管末端膨大形成的咽管球。

3. 蛲虫卵。

二、观察标本及技术操作

1. 观察标本

(1) 虫卵:取保藏于福尔马林液体中的虫液一滴,涂于载玻片上,用低倍镜观察,注意光线不宜太强。虫卵为无色透明,略呈椭圆形,在光镜下常见两侧不对称,一侧较平,一侧稍凸,卵壳较厚,卵内有蝌蚪期胚胎(经短时间即可发育为感染期虫卵)。

(2) 玻片染色标本:观察虫体前端的头翼及咽管球的形状。

2. 技术操作

(1) 肛门拭子法:该法是利用蛲虫在人体肛门周围产卵的特点,检查时间在清晨排便之前较好。

(2) 透明胶纸法:取长6 cm、宽2 cm的透明胶纸黏贴肛门周围的皮肤后,将胶面平贴于玻片上进行镜检。

(3) 棉签拭子法:将棉签浸入试管中的生理盐水中,取出时拧去过多的水滴,在肛门周围擦拭,将擦拭后的棉签放入盛有饱和盐水的青霉素的小瓶中,用力搅动,迅速提起棉签,并在瓶壁内挤尽盐水后弃去,再加饱和盐水至略高于瓶口,覆盖一载玻片,5 min后取下载玻片进行镜检。

【作业】

绘蛲虫卵图,并注明其结构及放大倍数。

【思考题】

1. 蛲虫在肠道寄生,为什么不用粪便做常规检查?
2. 根据蛲虫生活史特点,蛲虫的防治应注意哪些环节?
3. 蛲虫的异位寄生可以造成哪些损害?

第五节　班氏吴策线虫及马来布鲁线虫(丝虫)
(*Wuchereria bancrofti* and *Brugia malgyi*)

【目的和要求】

1. 掌握班氏及马来微丝蚴的形态鉴别要点。
2. 熟悉血液检查微丝蚴的技术操作。

【实验内容】

一、示教标本

1. 丝虫成虫(保藏标本)
将被成虫寄生的淋巴组织切除后,从淋巴组织中分离出虫体,保藏于福尔马林液中。丝虫虫体细长为乳白色,雄虫尾部向腹面卷曲,雌虫较雄虫长,尾部不弯曲。

2. 微丝蚴
(1) 未染色微丝蚴(玻片标本)。
(2) 马来微丝蚴(玻片染色标本)。
(3) 班氏微丝蚴(玻片染色标本)。
(4) 中间宿主(媒介蚊种):中华按蚊及淡色库蚊,致倦库蚊针插标本。
(5) 病理标本:淋巴结切片示虫体横切面。

二、观察标本及技术操作

1. 观察标本

（1）未染色玻片标本：厚血片经溶血后，在低倍镜下检查，找到无色透明，反光性强的线状虫体后再用高倍镜进行观察。因未染色，体内构造不能见到，只能观察虫体大小及体态弯曲情况（观察时切忌用油镜，同时注意不要与其他纤维物质混淆，纤维物质镜下大小不等，无一定结构、边缘不整齐）。

（2）染色玻片标本。

① 班氏微丝蚴：在低倍镜视野下红、白细胞呈极小点状物，布满整个视野中，微丝蚴经染色后为紫蓝色，形状为细小弯曲的线状虫体。找到后将其调节于视野中心，再放一滴镜油于玻片标本上，按油镜操作规程转用油镜观察，光圈要全部开足。在油镜视野下，班氏微丝蚴体呈丝状，前端钝圆，后端尖细，体外披有一层鞘膜，此鞘膜长出于被包围的虫体前端及后端，尤以前端更明显。虫体体态弯曲较自然柔和，体内构造可观察到整个身体中有许多体细胞核称为体核。体核大小相等，为圆形或椭圆形，排列较整齐，核较分散，核与核之间染色淡。在虫体最前端无细胞核构造，为一空隙称为头间隙。头间隙的长度与虫体宽度相等或为虫体宽的 1/2，在尾部亦无细胞核结构。

② 马来微丝蚴：一般构造与班氏微丝蚴相同，与班氏微丝蚴的鉴别特征为：体态弯曲不自然，较硬直，有小弯曲；头间隙较长，其长度约等于虫体宽度的 2 倍；体细胞核密集，大小、形状也不规则，由于体核聚集在一起，不易分辨清楚；尾部有尾核两个，前后排列。

2. 厚血膜制作的技术操作（为常用的丝虫病诊断方法）

（1）器材：刺血针、载玻片、棉球、酒精棉球、溶血缸。

（2）操作步骤：

① 75％酒精棉球消毒受检查耳垂，待干后用左手拇指与食指提住耳垂下方，并使耳垂下方皮肤绷紧，右手指将采血针速刺耳垂，挤出三大滴血，滴于洁净载玻片的中央。

② 用另一载玻片的一角，轻轻将血滴自内向外作螺旋形摊开涂成约 2.5 cm×1.5 cm 的厚血膜。

③ 将玻片平放，待其自然干燥。

④ 将血片置于清洁的水中（也可滴加蒸馏水或清水，铺满血膜）15～20 min，脱去血红蛋白，待血膜变为灰白色后取出，揩去玻片反面的水，镜检。

（3）注意事项：

① 取血时间应于晚上 9 时以后为宜。

② 载玻片必须洁净,不带油迹,否则易使血膜脱落。

③ 刺血针及刺血部位皮肤均需用 75％酒精消毒后方可刺血。

④ 如需观察虫体详细构造,鉴定虫种,则须染色,一般用姬氏染色,方法与疟原虫的厚血膜相同。但检查马来微丝蚴最好用苏木精染色。

【作业】

绘两种丝虫染色的微丝蚴图,并注明其结构及放大倍数。

【思考题】

1. 简述两种丝虫微丝蚴在形态上的区别点。

2. 丝虫生活史有何特点? 微丝蚴的"夜现周期性"可能与哪些因素有关?

3. 丝虫病有哪些临床表现? 是怎样引起的?

4. 用病原学方法诊断丝虫病时应注意哪些问题? 为什么?

5. 在什么情况下应使用免疫学方法来诊断丝虫病?

6. 丝虫病能否通过输血的方式传播? 为什么?

第六节　旋毛形线虫(旋毛虫)
(*Trichinella spiralis*)

【目的和要求】

1. 对旋毛虫的生活史有一般的了解。

2. 认识旋毛虫成虫及幼虫的形态特征。

【实验内容】

一、示教标本

1. 成虫

虫体细小,雄虫为(1.4～1.6)mm×(0.04～0.05)mm,雌虫为(3～4)mm×

0.06 mm。食管由纵行单细胞组成,生殖器官为单管型。

2. 肌幼虫

肌幼虫长而细,约 124 μm×6 μm,在横纹肌内形成梭形囊包。

二、观察标本

旋毛虫囊包(玻片标本):囊包多见于横纹肌内。有两层囊壁,囊包和肌肉纤维平行排列,囊内有 1~2 条幼虫,但亦可多达 6~7 条。

【作业】

绘旋毛虫幼虫图,并注明结构及放大倍数。

【思考题】

1. 旋毛虫生活史有哪些特点?
2. 旋毛虫的免疫学诊断方法主要有哪几种?

第二章　吸　　虫

第一节　华支睾吸虫(肝吸虫)
(*Clonorchis sinensis*)

【目的和要求】

1. 认识成虫的一般形态和内部结构,了解吸虫纲的一般形态和内部结构。
2. 观察肝吸虫生活史的各期形态,了解其发育过程,认识第一、第二中间宿主。
3. 掌握虫卵形态特点,熟悉主要诊断方法。

【实验内容】

一、示教标本

1. 成虫活体标本

一般解剖猫从其肝胆管内取得,外形如葵花籽,扁平、透明,活时呈肉红色并可见到虫体蠕动。

2. 胞蚴

为长袋状结构,内含有胚团或雷蚴。

3. 雷蚴

亦呈长袋状结构,但在一端有一肌性的咽和一个不长的原始消化管,内含成熟和将成熟的尾蚴。

4. 尾蚴

分体、尾两部。体部呈椭圆形,有一对黑色的眼点,并可见到口、腹吸盘和排泄囊等构造,有尾,尾长而大。

5. 囊蚴

取鱼肉压片镜检,囊蚴呈椭圆形,有两层囊壁,囊中幼虫可见明显的排泄囊。

6. 病理标本

肝脏剖面,了解成虫寄生在肝胆管内的情况。

7. 中间宿主

(1) 第一中间宿主:豆螺、沼螺。

(2) 第二中间宿主:淡水鱼类、虾类。

二、标本观察

1. 成虫(保藏标本)

观察大小、形态。

2. 玻片染色标本

固定后的虫体,经染色透明,用树胶封片即成,用低倍镜观察如下结构。

(1) 腹吸盘较口吸盘略小,位于体前的1/3的腹面。

(2) 肠管沿虫体两侧直达后端,以盲管终止,中途无显著曲折。

(3) 排泄囊为"S"形的长袋状结构,占虫体后1/3中线部位。

(4) 两个睾丸前后排列呈高度分枝状,缺雄茎囊及前列腺。

(5) 卵巢分三叶,位于睾丸的前方,受精囊及劳氏管清楚可见。

(6) 卵黄腺分布于虫体中1/3的肠管外侧。

3. 虫卵

可用粪便直接涂片或使用沉淀法,或吸取福尔马林保存液中的虫卵少许,涂片镜检。肝吸虫卵是人体常见寄生虫虫卵中的最小者,在低倍镜下像芝麻大小,仔细观察结构需在高倍镜下进行。卵呈淡黄褐色,壳厚,窄的一端是前端,有明显的小盖,由于小盖周围卵壳外凸而形成肩峰。后端钝圆,有一个由卵壳增厚而形成的逗点状突起。卵内可见到一个发育成熟的毛蚴(多观察几个虫卵,仔细辨认)。

【作业】

1. 绘肝吸虫成虫(玻片标本及低倍镜观察)图。
2. 绘肝吸虫虫卵(低倍、高倍镜观察)图。

【思考题】

1. 试述肝吸虫的形态特征和生活史。
2. 肝吸虫病的主要防治措施有哪些?

第二节　布氏姜片吸虫（姜片虫）
（*Fasciolopsis buski*）

【目的和要求】

1. 掌握虫卵的鉴别要点和熟悉成虫的形态特征。
2. 了解生活史各期幼虫的形态特征。

【实验内容】

一、示教标本

1. 成虫标本

姜片虫为寄生在人体吸虫中的最大虫体，虫体扁平而肥厚，常呈皱曲状。活虫呈肉红色，形状如肉片，死后经福尔马林液固定后呈灰白色，外形很像姜片。

2. 尾蚴

自阳性扁卷螺体内逸出，经染色制成玻片标本，分体、尾两部。体部呈椭圆，有口吸盘、腹吸盘，尾部细长。

3. 囊蚴

将自菱角等水生植物上刷下的囊蚴染色制片。囊蚴为椭圆形，囊内幼虫的排泄集合管含折光颗粒，不规则地分布于虫体两侧。

4. 中间宿主和水生植物媒介

扁卷螺、菱角、荸荠等。

二、标本观察

1. 成虫玻片标本

虫体较大，一般用肉眼或放大镜观察，某些细微结构用低倍镜观察，内部构造与肝吸虫相似。

（1）腹吸盘比口吸盘大几倍，相距很近。

（2）肠管有明显的波浪形曲折，其外侧密布着颗粒状卵黄腺。

（3）有雄茎囊，包裹在盘曲的贮精囊外。

（4）缺受精囊，梅氏腺染成深红色的球体，劳氏管不易见到。

（5）卵巢位于睾丸前方，呈佛手状分叶。

（6）子宫高度迂曲前行，开口于腹吸盘前边。

2. 虫卵（保存液）

布氏姜片虫虫卵为人体寄生虫虫卵中最大的卵，呈卵圆形、淡黄色，壳薄，一端具有一不明显的小盖，卵内可见到 20～40 个卵黄细胞和一个卵细胞（经固定的虫卵常不易见到）。

【作业】

绘姜片虫虫卵（低倍镜观察）图。

【思考题】

姜片虫病是怎样流行传播的？其防治原则是什么？

第三节　卫氏并殖吸虫（肺吸虫）
（*Paragonimus skrjabini*）

【目的和要求】

1. 熟悉成虫的主要形态特征。

2. 掌握虫卵的鉴别特点。

3. 了解生活史及各期幼虫和中间宿主的主要特征。

【实验内容】

一、示教标本

1. 成虫

观察其形态和大小。虫体肥厚,背面隆起,腹面较平,前端略尖。活虫为肉红色,死后经福尔马林液固定后为暗灰色。

2. 各期幼虫

重点观察尾蚴和囊蚴。尾蚴属于短尾蚴,其尾部极短,以呈圆球状为特点;囊蚴壁厚,呈圆球形,内卷曲一幼虫,可见口吸盘、腹吸盘、弯曲肠管和排泄囊。

3. 中间宿主

(1)第一中间宿主:川卷螺,属于大型的塔锥形螺蛳,呈黑色或黑黄色,壳厚,顶端因水流与石头的撞击而遭损伤。

(2)第二中间宿主:石蟹肌肉和鳃部的小白点为寄生的囊蚴。

4. 病理标本

成虫寄生于肺,注意表面囊肿及切开囊肿后暴露的虫体。

二、标本观察

1. 成虫(玻片染色标本)

将其形态结构与前面所学过的吸虫进行比较观察。

(1)口吸盘、腹吸盘大小相近。

(2)排泄囊十分显著,从咽部直伸向末端开口,为腔隙状的淡色区。

(3)雌雄生殖器官的特点:一对分枝状睾丸并列,分5～6叶的卵巢和充满虫卵的子宫也左右并列,位于睾丸之前、腹吸盘之后。卵巢与子宫的左右位置是不固定的。

(4)生殖孔位于腹吸盘的后方。

(5)卵黄腺发达,分布于虫体两侧,自顶端向末端伸展着。

2. 虫卵

虫卵多随痰液排出,但因痰液常被咽下,故粪便中亦可找到。吸取虫卵保存液1滴,涂于玻片上,在低倍镜下观察,肺吸虫虫卵形状变异较大,但基本形态为水缸形,较大的一端有明显的卵盖,较小的一端卵壳稍增厚。卵呈金黄色,内部有5～12个卵黄细胞,在新鲜标本中可见一个较为显著的卵细胞。因为虫卵形态大小变化较大,应多找几个虫卵仔细观察,选择较为典型的虫卵绘图。

【作业】

绘肺吸虫卵图。

【思考题】

1. 试述肺吸虫卵与姜片虫卵的鉴别特点。
2. 一个咯血病人怎样被怀疑患了肺吸虫病?

第四节　　日本血吸虫
(*Schistosoma japonicum*)

【目的和要求】

1. 掌握日本血吸虫的成熟虫卵和毛蚴的形态特征。
2. 熟悉日本血吸虫生活史过程及其中间宿主钉螺的外部形态。
3. 熟悉日本血吸虫病的病理变化。
4. 了解日本血吸虫病常用的诊断方法并掌握沉淀法和孵化法的技术操作。

【实验内容】

一、示教标本

1. 成虫形态(活虫)

解剖人工感染病兔取出活虫,用放大镜观察。血吸虫有雌雄区别,虫体似线形,约1 cm长。雄虫为乳白色,体形粗短;雌虫为黑色,前段细长,后段略粗。雌虫经常被雄虫合抱,仅腹吸盘之前的虫体部分游离于外。

注意:雄虫常用吸盘吸住皿底。

2. 各期幼虫

(1) 毛蚴:先观察染色标本,体形呈梨状,前端有一乳突,体外被覆纤毛,但可能在制片时脱掉。再观察三角烧瓶内的活毛蚴,并与另一瓶中的水生原虫鉴别。观察时主要看瓶颈部位,可在瓶背后以黑纸作为背景并随时移动焦距,让光线从侧面射入,见毛蚴为一长形的小白条,做直线游动,碰壁后才折回。而水中原虫则虫体大小不等,游动时常摇摆或断续停顿,鉴别时注意形态大小和游动情况。

(2)胞蚴:从感染钉螺肝脏内取出胞蚴制片。第一代叫母胞蚴,由毛蚴发育而成,故难于找到。第二代叫子胞蚴,常大量寄生,两者主要根据内含的是子胞蚴还是尾蚴来鉴别。注意观察子胞蚴为长囊袋形,缺咽、肠,内含有不同成熟度的尾蚴及胚团。

(3)尾蚴:观察新逸出的尾蚴,注意大小、活动情况。尾蚴分体、尾两部,游动时尾部振动的频率甚大,尾部末端分叉为其形态特点,做穿刺时体部伸缩。染色玻片标本可见腹吸盘和成对的头腺,腺管通向前端,尾部分叉。

3. 中间宿主钉螺

结合瓶装螺壳标本和饲养缸中的活螺示教标本,注意以下特点:属于小型螺,大小为 5～10 mm,为 4～9 个螺旋,多为 5～7 个。山区型钉螺壳面光滑,平原型钉螺壳面粗糙(壳面有纵肋)。

4. 病理标本

(1)成虫寄生在肠系膜:合抱的雌雄成虫寄生在肠系膜静脉血管内,黑色的为雌虫,有的可伸入到肠壁小静脉血管。

(2)病兔的肝脏:布满虫卵结节。

(3)肠黏膜活组织压片:直接从病人或病兔直肠内壁取下黏膜组织,以两张玻片压制而成。注意区别成熟活虫卵和死亡变性卵,此为常用临床诊断方法之一。

5. 埃及血吸虫卵和曼氏血吸虫卵

注意形态大小与日本血吸虫卵的鉴别特点。

二、标本观察

1. 玻片染色标本

有雌虫、雄虫和雌雄合抱三种。内部为吸虫式的基本构造,低倍镜下注意观察下列各点:

(1)雌、雄虫的吸盘:口吸盘在虫体的最前端腹面,腹吸盘距口吸盘不远,向外突出如杯状,有粗短蒂柄与体部相连。

(2)口位于口吸盘中,血吸虫缺咽,口下为食管。肠管自腹吸盘附近分为 2 支至虫体后 1/3 处又合并为一,直达虫体后端以盲端而终止。肠内有黑色物质,为消化的血色素,此物质在雌虫肠内多于雄虫,故雌虫呈黑色。

(3)雄虫生殖器官:睾丸 6～8 个,纵形排列于腹吸盘后方,为紫红色团块,生殖孔开口于腹吸盘下方。贮精囊偶尔可见,位于睾丸前方为淡红色团块,雄虫自腹吸盘后面起,虫体两侧向腹面卷曲,形成抱雌沟,观察时仔细体会。

(4)雌虫生殖器官:卵巢染色较深,为椭圆形,位于体中横线后,输卵管自卵巢后方发出,沿虫体一侧向前延伸。卵黄腺分布于卵巢以下的虫体后部,有一卵黄管由卵黄腺向上,沿卵巢另一侧内前伸,在卵巢前方与输卵管汇合略膨大形成卵膜,卵膜周围有梅氏腺(不易分辨)。卵膜再向上延伸即为直管形的子宫,子宫通腹吸盘后方的生殖孔,通常含虫卵数十个。

2. 雌雄虫合抱染色标本

进一步观察合抱状态和理解抱雌沟的概念。

3. 虫卵

取虫卵保存液作涂片,低倍镜或高倍镜观察。成熟卵较大,为椭圆形,淡黄色、壳薄,无卵盖,一端旁侧可见小刺,但因位置或粪渣及坏死组织附着于卵壳,有时不能见到,卵内可见到一鞋底形的成熟毛蚴。高倍镜下仔细观察虫卵,若为活卵,可见卵内毛蚴的纤毛颤动。未成熟卵较小,卵内为不同发育阶段的胚胎或呈颗粒样结构。肝肠组织内的死卵有的呈黑团块,有的内部结构紊乱,形态模糊,卵色呈灰黄或灰褐色。

三、实验操作

1. 粪便检查

沉淀孵化法,是诊断血吸虫病的最基本方法,实验方法如下:

(1)水洗沉淀法(重力沉淀法):利用虫卵的相对密度大于水,因而可沉积于水底,操作步骤见教材。

(2)孵化法:依据血吸虫卵内的毛蚴在适宜条件下能很快孵出并游动于水面下的特性,操作方法见教材。

(3)沉淀孵化法注意事项:大便标本要求新鲜,最好是当天排出的大便;沉淀换水,要求换至上清液澄清,否则影响观察效果;孵化用水,如含盐分或余氯过多,温度太低,常影响孵化;观察结果时应仔细,毛蚴常在水面 1～3 cm 处游动,注意与水生原虫区别。

2. 血清反应

结果示教。

四、动物试验

1. 动物接种(示教)

(1)器材:剪刀、镊子、接种板、滴管、盖玻片、载玻片、铂金耳、烧杯、消毒缸、解剖镜、活尾蚴、小白鼠(或家兔)。

(2) 操作方法:(略)

2. 动物解剖

(1) 把感染日本血吸虫尾蚴 5 周后的家兔处死。

(2) 沿腹中线剪开腹壁,充分暴露腹腔。

(3) 观察血吸虫成虫寄生部位(家兔体内的日本血吸虫主要寄生在肠系膜上静脉)。

(4) 观察肝脏和肠系膜组织的病变,分别取有虫卵肉芽肿的一小块组织,用两个玻片压片后,低倍镜下观察虫卵形态。

【作业】

1. 绘一典型的日本血吸虫卵图。
2. 绘一血吸虫尾蚴图。
3. 记录粪检结果。

【思考题】

1. 试述日本血吸虫生活史的特点及其与流行病学的关系。
2. 血吸虫在形态上与其他吸虫有什么不同?
3. 为什么说血吸虫病主要是由虫卵引起的?
4. 血吸虫病的几种诊断方法的各自依据是什么?

第三章 绦 虫

第一节　曼氏迭宫绦虫
(*Spirometra mansoni*)

【目的和要求】

1. 认识曼氏迭宫绦虫成虫和虫卵的形态特征。
2. 掌握曼氏迭宫绦虫裂头蚴的形态特征。

【实验内容】

一、示教标本

1. 曼氏迭宫绦虫成虫形态(大体标本)

虫体大小为(60~100 cm)×(0.2~0.6)cm,头节细小呈指状,背、腹各有一条纵行的吸槽,颈节细长,链体约有 1000 个节片,除远端节片长宽几近相等外,其他节片均宽大于长。

2. 曼氏迭宫绦虫头节(玻片染色标本)

头节细小呈指状,背、腹各有一条纵行的吸槽。

3. 曼氏迭宫绦虫成节(玻片染色标本)

成节每节有雌、雄生殖器官各 1 套,睾丸呈小泡状,输精管曲折向前膨大成储精囊,其末端的阴茎通至节片腹面前部中央的雄性生殖孔。卵巢分两叶,输卵管远端膨大为卵模与子宫连接。子宫位于节片中部,作螺旋状盘曲,底宽顶窄,顶部开口为子宫孔,位于雌性生殖孔之后。阴道为一细管,开口于雄性生殖孔之后,另一端膨大为受精囊而连于输卵管。

4. 曼氏迭宫绦虫裂头蚴(玻片染色标本)

裂头蚴长 30～360 mm,多数为 40～60 mm,宽约 0.7 mm,呈带状,乳白色。前端稍大,具有与成虫相似的头节,体不分节,有横皱纹。

5. 曼氏迭宫绦虫卵(玻片标本)

长椭圆形,两端稍尖,呈浅灰褐色,有卵盖卵壳较薄,内含一个卵细胞和许多卵黄细胞。

6. 曼氏迭宫绦虫中间宿主(大体标本)

曼氏迭宫绦虫的生活史需要 3 个宿主。

(1) 第一中间宿主:剑水蚤。

(2) 第二中间宿主:青蛙、蟾蜍(观察裂头蚴寄生在蛙肉内的情况)。

二、标本观察

1. 曼氏迭宫绦虫卵(玻片标本)

虫卵为长椭圆形,两端稍尖,呈浅灰褐色有卵盖,卵壳较薄,内含一个卵细胞和许多卵黄细胞。

2. 曼氏迭宫绦虫裂头蚴(玻片染色标本)

长形,其长度不等,短的不足 1 cm,长的可达 30 cm,其宽为 0.1～12.0 mm。体前端稍大,具有与成虫相近似的头节。体不分节,有横形皱纹。

【作业】

绘曼氏迭宫绦虫卵图,并注明结构。

【思考题】

1. 人是怎样感染曼氏迭宫绦虫裂头蚴的?
2. 阐述曼氏迭宫绦虫的生活史。

第二节　链状带绦虫（猪带绦虫）
（*Taenia solium*）

【目的和要求】

1. 掌握猪带绦虫一般形态和各种节片的形态特征。
2. 认识猪囊尾蚴的形态特征。
3. 掌握带绦虫卵的形态特征。
4. 了解猪带绦虫的生活史和它的致病作用。

【实验内容】

一、示教标本

1. 猪带绦虫成虫（大体标本）

虫体乳白色，体扁较薄呈带状，长为 2～4 cm。头节细小，长约 1 mm，颈节细长，后面紧接的是链体，由 700～1000 个节片组成。链体前段为未成熟节片，宽大于长；中部为成熟节片，呈正方形；后段为妊娠节片，长大于宽。三种节片是逐渐发育形成，没有绝对分界线。

2. 猪带绦虫头节（玻片染色标本）

头节呈圆球形，上有四个吸盘，顶端有一顶突，上有 2 圈大小相间的小钩，数目为 25～50 个。

3. 猪带绦虫成熟节片（玻片染色标本）

节片内主要是雌雄两套生殖器官。

（1）雌性生殖器官：在节片正中后 1/3 处有三叶颜色较深椭圆形的卵巢，中间一叶较小。卵巢的后方是滤泡状构造的卵黄腺，卵黄腺与卵巢之间向上伸出一直盲管状子宫，从卵巢发出一根细管状阴道，通向侧缘，开口于生殖腔内。

（2）雄性生殖器官：有许多滤泡状的睾丸，其输出管汇集成输精管，与阴道平行，开口于生殖腔内。

4. 猪带绦虫妊娠节片（玻片染色标本）

节片长大于宽，夹压后透过体壁可见分枝状的子宫，每侧有 7～13 个侧支。

5. 猪囊尾蚴(大体标本)

从感染猪肉内取出,经福尔马林液固定,外观乳白色,略透明,黄豆大小,囊内充满液体,内可见一个白点即为未翻出的头节。

6. 囊尾蚴寄生的猪肉、猪心脏和猪脑等组织器官(病理大体标本)

了解寄生及危害情况。

二、标本观察

1. 带绦虫卵

从虫卵保存液中取一滴涂片,先低倍镜后转高倍镜观察。卵呈圆球形,浅褐色的,卵壳多已脱落,仅见具有放射状条纹的胚膜,内含一个六钩蚴,六个小钩常不易同时见到,常因保存过久脱落而致。

在观察过程中,务必注意镜头、手指等,切勿触及盖玻片上,以免虫卵受压碎裂,不能进行观察。

2. 囊尾蚴(玻片染色标本)

头节上有四个吸盘,顶突和小钩伸出囊外,后部即是囊壁。

注意:头节构造与成虫相似。

3. 猪带绦虫妊娠节片(玻片染色标本)

经染色或从生殖腔注入染液后封片制成。纵贯于节片中央的为子宫,向两侧伸出许多侧支,从侧支根基部计数,侧支的复分枝不计在内,每侧有 7～13 个侧支。

三、实验操作

1. 猪囊尾蚴压片检查法

取新鲜的猪囊尾蚴,用镊子把外面的囊壁挑破,然后把囊尾蚴夹于两张载玻片之间,稍加压力,把虫体压扁,玻片两端用棉线捆扎,放在低倍镜下进行观察。注意虫头上有无吸盘和小钩。

2. 猪带绦虫妊娠节片检查法

用镊子从患者的粪便中检查出猪带绦虫的妊娠节片,用水洗净后将节片夹于两张载玻片之间,轻轻加压力将节片压薄,两端缚以棉线,将玻片对光观察,检查节内子宫一侧的分枝数目,以鉴别虫种。

警告! 因孕节内含有大量虫卵,具有感染性,处理孕节的过程中,务必注意防止污染。如沾染误食人口,可致猪囊尾蚴病。

【作业】

1. 绘带绦虫卵图,并注明构造。
2. 绘猪囊尾蚴头节图,并注明构造。

【思考题】

1. 猪带绦虫形态特征有哪些?
2. 简述猪带绦虫的致病情况。

第三节　肥胖带绦虫(牛带绦虫)
(*Taenia saginata*)

【目的和要求】

1. 熟悉牛带绦虫成虫和囊尾蚴的一般形态。
2. 掌握牛带绦虫的头节、成熟节片及妊娠节片的形态特征。
3. 掌握猪带绦虫与牛带绦虫的鉴别要点。

【实验内容】

一、示教标本

1. 牛带绦虫成虫(大体标本)

形态与猪带绦虫相似,但体较长,为 4～8 m,由 1000～2000 个节片组成,且节片较肥厚,不透明。

2. 牛带绦虫头节(玻片染色标本)

头节呈方形,直径 1.5～2 mm,仅有四个吸盘,无顶突及小钩。

3. 牛带绦虫妊娠节片(玻片染色标本)

节片肌肉肥厚,蠕动力强,子宫分支每侧 15～30 支。

4. 牛带绦虫成熟节片(玻片染色标本)

卵巢仅有左右两大叶,睾丸 300~400 个。

5. 牛囊尾蚴(大体标本)

从感染牛肉内取出,经福尔马林固定,外观乳白色,略透明,黄豆大小,囊内充满液体,内可见一个白点即为未翻出的头节,较猪囊尾蚴稍大,头端无小钩,不寄生人体。

6. 囊尾蚴寄生的牛肉(病理标本)

见示教标本。

二、标本观察

1. 牛囊尾蚴(玻片染色标本)

头节形态与成虫的相同,无顶突及小钩(注意与猪囊尾蚴区别)。

2. 牛带绦虫妊娠节片(玻片染色标本)

子宫侧支较对称,从侧支根基部计数,侧支的复分枝不计在内,每侧有 15~30 个侧支。

【作业】

绘牛带绦虫妊娠节片图。

【思考题】

1. 猪带绦虫和牛带绦虫有哪些形态鉴别要点?
2. 牛带绦虫与猪带绦虫生活史有何不同? 它们对人的致病作用如何?

第四节 细粒棘球绦虫(包生绦虫)
(*Echinococcus granulosus*)

【目的和要求】

1. 熟悉细粒棘球绦虫成虫形态特征及原头蚴的结构。

2. 掌握棘球蚴的形态特征及其寄生部位。

【实验内容】

一、示教标本

1. 细粒棘球绦虫成虫(玻片染色标本)

成虫细小,大小为$(2\sim7)mm\times(0.5\sim0.6)mm$。头节呈梨形,吸盘四个,顶突伸缩力很强,有两圈小钩,为$28\sim50$个。颈部之后为链体,包括幼节、成节和孕节各1节。幼节长略大于宽,成节较幼节长1倍,内有发育成熟的雌、雄生殖器官。生殖孔位于节片侧缘偏后或近中部。孕节可超过虫体其他部分的总长,子宫向两侧突出成侧囊,内含虫卵$200\sim800$个。

2. 棘球蚴寄生于人或羊的肝脏标本(病理大体标本)以及分离出来的棘球蚴囊

囊状体呈圆形或近似圆形,直径从几毫米至数百毫米,其形状和大小因寄生时间的长短、寄生部位和宿主的不同而异。囊壁分两层,外层是角皮层,为无细胞的板层状结构,厚约1mm,乳白色,脆弱易破。内层为胚层或称生发层,厚$10\sim25\mu m$,含无数细胞核、少量肌纤维和一些石灰小体。囊内充满无色透明或微带黄色的棘球蚴液,内含蛋白质、酶及无机盐。胚层向囊内芽生出许多原头节和生发囊。原头节又称原头蚴,与成虫头节相似,但较小。通常原头节的顶突、小钩、吸盘凹入体内。生发囊又称育囊,除由胚层芽生出外,也可由原头节形成,为仅有一层生发层的小囊,直径约1mm,内含$5\sim30$个原头节。生发囊可分泌出角皮层,形成与母囊结构相同的子囊,子囊又可长出原头节、生发囊以及与子囊结构相同的孙囊。原头节、育囊、子囊均可自囊壁脱落而悬浮于囊液中,统称为棘球蚴砂。偶有棘球蚴自母囊向外衍生,较内生的棘球蚴危害更大。也有的棘球蚴内没有原头节、生发囊等,称为不育囊或无头囊。

二、标本观察

1. 棘球蚴(切片染色标本)

低倍镜从外至内依次观察棘球蚴的构造。首先看到具有细胞核的多层假囊壁,此为中间宿主的组织。其次即为棘球蚴的真囊壁,由两层组成:

① 外层为角皮层,淡紫色,无细胞核。

② 内层是胚层,有细胞核,由单层细胞组成。

胚层上有育囊,囊内可见到内凹的原头蚴,育囊的胚层可分泌角皮层而成为子囊。

2. 棘球蚴砂(原头蚴)(玻片染色标本)

为圆形被染成深红色,观察吸盘及小钩。由于吸盘重叠,常见两个吸盘。

【作业】

绘棘球蚴沙(原头蚴)图,注明结构。

【思考题】

联系细粒棘球绦虫的生活史考虑为什么棘球蚴病多分布在我国西北畜牧区?

第五节　微小膜壳绦虫
（*Hymenolepis nana*）

【目的和要求】

1. 掌握微小膜壳绦虫卵的形态特征。
2. 了解微小膜壳绦虫成虫一般形态特征。
3. 熟悉微小膜壳绦虫的生活史。

【实验内容】

一、示教标本

1. 微小膜壳绦虫成虫(大体标本)

成虫乳白色,长 5～80 mm,个别可长达 140 mm。头节呈球形,有四个吸盘,可伸缩的顶突上有小钩 20～30 个,呈单环排列,颈部细长。链体有 100～200 个节片,多者可达 2000 个,所有节片均宽大于长,幼节短小,成节有 3 个圆或椭圆形睾丸,呈横行排列。卵巢叶状,位于节片中央,卵黄腺位于卵巢后方的腹面,生殖孔位于节片的同一侧。孕节最大,袋状子宫中充满虫卵。

2. 头节(玻片染色标本)

用低倍镜观察头节为圆形或菱形,有四个吸盘,有一个可伸缩的顶突,上有一圈小钩,为 20~30 个。

3. 成熟节片(玻片染色标本)

有睾丸 3 个,卵巢叶状位于节片中央,卵巢下有卵黄腺,子宫呈袋状。

4. 妊娠节片(玻片染色标本)

内部为扩张成很多圆囊状的子宫,其中含有大量虫卵。

二、标本观察

微小膜壳绦虫卵:

从感染的鼠或人的粪便中收集,经浓集用福尔马林固定后,制成虫卵悬液。卵为圆形或椭圆形,无色透明,其中含有一个六钩蚴,六钩蚴外被以胚膜,胚膜之外有很薄的卵壳,胚膜两端略隆起,并由此发出 4~8 条细丝。

【作业】

绘微小膜壳绦虫卵图并注明构造。

【思考题】

微小膜壳绦虫生活史有哪些特点? 致病作用如何? 怎样进行防治?

第四章 原 虫

第一节 溶组织内阿米巴
（*Entomoeba histolytica*）

【目的和要求】

1. 掌握溶组织内阿米巴滋养体及包囊的形态特征,并与结肠内阿米巴包囊进行鉴别。
2. 熟悉粪便检查阿米巴包囊的方法。
3. 了解溶组织内阿米巴体外培养方法及铁苏木精染色法。

【实验内容】

一、形态特征

1. 溶组织内阿米巴滋养体
（1）铁苏木精染色标本:在涂片较薄染色较浅处,用高倍镜按顺序寻找,注意视野中的脓细胞(染色较深,聚集成堆或分散)及上皮细胞(外形规则,细胞质浅灰色,细胞核深灰色)。其体积较大,外缘透明有不规则的伪足,内为颗粒状而有黑色细胞核的物体,则可能是滋养体。将其移至视野中心,换油镜,用细调节器调焦距,看到清晰的滋养体后,应注意观察:

① 外质无色透明,常显示有伪足。

② 内质为蓝黑色颗粒状,食物泡中含有完整或未消化的圆形黑色的红细胞,此点为大滋养体的主要特征。(染色后的红细胞被脱色,仅见空泡)。

③ 核圆形,有薄而染黑色的核膜,膜内缘可见分布较均匀或聚在一边呈镰刀形的染色质粒,核中央有一黑色的点状核仁。

(2) 活的滋养体:从患者新鲜粪便中的脓血部分取材,立即作生理盐水涂片,加盖玻片后用高倍镜观察,或保存在 37 ℃条件下的人工培养液中,吸取少量培养物滴于载玻片上加盖玻片后仔细观察。阿米巴为透明活动体,注意伪足的形成及运动特点(定向运动),常因室温低或放置久而运动迟缓。人工培养的滋养体,食物泡内不含红细胞,含淀粉颗粒。在活体中细胞核不易看到。此种涂片不可用油镜观察。

临床考虑作滋养体检查时应注意:快速送检;气温低时,应注意保温;避免尿液污染粪便;取有脓血的粪便检查;粪容器不要含化学试剂。

2. 溶组织内阿米巴包囊

将保存于福尔马林液中的包囊先摇匀再吸取一滴,滴于载玻片上,再加一滴碘液(碘液染色),盖一张盖玻片,置于低倍镜下观察。包囊呈圆形,很小(直径 5～15 μm),着棕黄色,找到后再转高倍镜观察,注意细胞核往往不在同一水平面上,核数在 1～4 个(常见 4 个)。观察包囊必须与人酵母菌或脂肪滴鉴别:人酵母菌形态大小不同,内含较大的空泡;脂肪滴的反光性较强,不着色,无任何结构。

3. 结肠内阿米巴包囊(碘液染色)

较溶组织内阿米巴包囊大(直径 10～20 μm),为圆形,着棕黄色,核数 1～8 个(常见 8 个)。

4. 病人大肠壁溃疡病理标本及病理切片标本

其特点表现为结肠黏膜面有大小不等的溃疡,溃疡之间黏膜正常。

5. 阿米巴肝脓肿病理标本

标本中脓肿大的,有纤维组织所形成的脓肿壁,脓腔内有未被溶解的结缔组织,形成带状支持架贯通脓腔。

二、实验室检查方法

1. 生理盐水直接涂片法

检查阿米巴活滋养体,适用于脓血便及组织活检。

2. 碘液染色剂量

检查阿米巴包囊,适用于成形粪便检查。可在直接涂片检查活滋养体的基础上,从盖片的一侧用滴管加碘液 1 滴,碘液自动渗入涂片中。

碘液配制剂量:

碘 0.4 g,碘化钾 6.0 g,蒸馏水 100 ml。

3. 铁苏木精染色法

用于阿米巴滋养体及包囊的永久性染色。

试剂配制：

(1) 贮存液 A：苏木精 1 g，95％酒精 100 ml，置光下 1 周后过滤。

(2) 贮存液 B：硫酸亚铁铵 1 g，盐酸 1 ml，蒸馏水 97 ml。

(3) 退色液：苦味酸 25 ml，蒸馏水 25 ml。

染色前 4h 配制应用染液，即贮存液 A 和贮存液 B 各 25 ml 混合而成。

染色过程：

先将粪便在洁净的载玻片上涂成薄膜。依次将标本放入 70％酒精 5 min，50％酒精 2 min，自来水 5 min，应用染液 10 min，蒸馏水 1 min，退色液 1 min，蒸馏水 5 min，含 1 滴氨水的 70％酒精 5 min 及 95％酒精 5 min。脱水使用 100％酒精及二甲苯。

4. 体外培养法

常用于溶组织内阿米巴体外培养的培养基有营养琼脂双相培养基和洛氏液鸡蛋血清培养基，培养基制备略。

培养方法：接种前，每管加液体部分 4.5 ml 和牛血清 0.5 ml，并加米粉 20 mg 和青、链霉素各 1000 U/ ml。用竹签挑取脓血便少许，接种到培养管里与液相部分混匀，置 37 ℃温箱中培养，于 24 h，48 h，72 h 取沉淀镜检，观察有无做伪足活动的活阿米巴滋养体。

【作业】

1. 溶组织内阿米巴及结肠内阿米巴包囊(碘染)。
2. 绘溶组织内阿米巴滋养体(铁苏木精染色)图。

【思考题】

1. 对肠阿米巴病、肝阿米巴的实验诊断方法及注意的事项是什么？
2. 比较溶组织内阿米巴包囊及结肠内阿米巴包囊的不同。

第二节　杜氏利什曼原虫(黑热病原虫)
(*Leishmania donovani*)

【目的和要求】

1. 掌握杜氏利什曼虫无鞭毛体和鞭毛体的形态特征与寄生部位。

2. 熟悉骨髓和淋巴结穿刺法及杜氏利什曼原虫的培养。

【实验内容】

1. 杜氏利什曼原虫无鞭毛体

取黑热病患者骨髓涂片,姬氏染色后油镜观察。在视野中先找到紫红色大核的巨噬细胞,选择细胞质内有点状颗粒的再做进一步观察。无鞭毛体寄生于巨噬细胞内,每个细胞内一般寄生有 20~100 个。由于寄生数量过多,细胞破裂,常可见游离于细胞外的无鞭毛体(须与血小板区别,血小板被染成淡紫红色,无明显结构),虫体呈卵圆形,大小为 $(2.9 \sim 5.7) \mu m \times (1.8 \sim 4.0) \mu m$,核圆形,呈紫红色,动基体、基体及根丝体在光镜下不易辨认。

2. 杜氏利什曼原虫前鞭毛体

取自人工培养(用 N N N 培养基的标本,制成染色标本),前鞭毛体为淡紫红色,由于有鞭毛,常聚在一起成菊花形,相互交织成网。形态为梭形,大小为 $(14 \sim 20) \mu m \times (1.5 \sim 1.8) \mu m$,中间为圆形核,前端有动基体,自基体发出一根鞭毛游离于体外,长度与体长接近并弯曲。

【实验室检查方法】

1. 前鞭毛体体外培养

(1) N N N 培养基配制:琼脂 14 g,氯化钠 6 g,加蒸馏水 100 ml,充分溶解后分管,每管 3~5 ml,高压灭菌,冷却至 48 ℃,每管加 1~2 ml 兔血清,管加 0.2~0.3 ml 洛氏液,使斜面上有一水层。置 37 ℃温箱培养 24 h,确认无菌后,即可使用。

(2) 接种培养方法:接种前,每管加适量青、链霉素。取病人骨髓、肝、脾、淋巴结穿刺物或皮肤活组织刮取物,与少量洛氏液混匀,接种于 N N N 培养基中,置 20~25 ℃温箱培养。7~10 天后取培养涂片检查。

2. 穿刺检查无鞭毛体

(1) 髂骨穿刺:病人侧卧,暴露髂骨。局部消毒后,用 17~20 号带针芯的无菌穿刺针从髂前上棘后 1 cm 刺入,至针触及骨面,慢慢地钻入骨内 0.5~1 cm 拔出针芯,接上注射器,抽取骨髓。进行骨髓涂片,干后用甲醛固定,瑞特染色或姬氏染色,油镜检查无鞭毛体。

(2) 棘突穿刺:病人侧卧或跨坐椅上,暴露椎骨棘突,选最明显棘突,局部消毒后由棘突尖垂直刺入骨髓腔。5 岁以下者进针 0.3~1.0 cm,5 岁以上进针 1.0~1.5 cm,拔出针芯,接上注射器,抽取骨髓,涂片染色方法同上。

（3）淋巴结穿刺：多在腹股沟部位，局部消毒后，左手捏住淋巴结，右手持 6 号针头刺入。因淋巴结有压力，淋巴结内组织液可自行进入针内。稍待片刻，拔出针芯，接上注射器，将针头内组织液涂片，涂片染色方法同上。

【作业】

用彩笔绘杜氏利什曼原虫无鞭毛体及前鞭毛体形态图。

【思考题】

杜氏利什曼原虫无鞭毛体病原学诊断方法有哪些？

第三节　阴道毛滴虫
(*Trichomonas vaginalis*)

【目的和要求】

1. 掌握阴道毛滴虫滋养体的形态特征。
2. 熟悉阴道分泌物生理盐水直接涂片法。

【实验内容】

1. 阴道毛滴虫活滋养体的观察

自人工培养液中吸出一滴置于载玻片上，加盖玻片进行观察，或用无菌棉拭子从阴道后穹窿处取分泌物，涂在滴有生理盐水清洁玻片上，制成涂片镜检。温度较低时，可将玻片置于保温台上观察，以增强虫体活动力。高倍镜下可见滴虫呈梨形或水滴状，具折光性的透明体。可见到活动的前鞭毛、伸出虫体的轴柱末端和波动膜，有时在虫前端见到椭圆形的核和空泡。虫体依靠前鞭毛迅速摆动膜波浪运动，使虫体向前旋转运动。

2. 阴道毛滴虫滋养体姬氏染色片

在低倍镜下找到淡蓝色的梨形或椭圆形小体，大小为 $(10\sim30)\ \mu m \times (5\sim15)\ \mu m$。转高倍镜观察，可见虫体内有一紫染的核。油镜下观察，胞浆呈蓝色，鞭毛粉红色。

虫体前 1/3 处有一个紫色的椭圆形核,核前缘有基体,由此发出 5 根鞭毛,4 根前鞭毛各自分开或黏结成簇,一根后鞭毛与虫体侧面的波动膜外缘相连,波动膜长度不超过虫体的 1/2。轴柱一根,较粗、粉红色。纵贯虫体并伸出体外。

3. 阴道毛滴虫培养

常用肝浸汤培养基培养。

(1) 培养基的配制:15%肝浸液 100 ml,蛋白胨 2 g,葡萄糖 0.5 g。将以上成分混合,加热溶化,经滤纸过滤,调节 pH 值至 5.5～6.0,分管,高压灭菌。冷却后,置 37 ℃温箱过夜,证明无菌后,贮存于冰箱备用。接种前每管加灭活无菌马血清 1 ml。

15%肝浸液的制备:取牛或兔肝 15 g,洗净剪碎,浸入 100 ml 蒸馏水中,置冰箱过夜,次日煮沸半小时,用 4 层纱布过滤除渣,补充蒸馏水至 100 ml,即成 15%肝浸液。

2. 培养方法

(1) 以无菌棉拭子从阴道后弯窿处取分泌物,无菌接种入上述的培养基中。

(2) 初次接种和第一、二次转种时,应加青霉素 5 万～10 万 U/2 ml 培养基。

(3) 培养温度为 35～38 ℃为宜。

(4) pH 值为 5.4～6.8。

【作业】

用彩笔绘阴道毛滴虫滋养体形态图。

【思考题】

简述阴道毛滴虫滋养体检查方法及注意事项。

第四节　蓝氏贾第鞭毛虫
(*Giardia lamblia*)

【目的和要求】

1. 掌握蓝氏贾第鞭毛虫包囊的形态特点。

2. 掌握蓝氏贾鞭毛虫滋养体的形态特点。

【实验内容】

1. 蓝氏贾第鞭毛虫包囊

取包囊感染者粪便涂片,铁苏木精染色。先在低倍镜下找到清晰的界面,转高倍镜见到黑蓝色、边界清楚的椭圆形虫体,将其移至视野中央,转油镜观察。贾第虫包囊呈黑蓝色,椭圆形,大小为$(9\sim12)\mu m\times(7\sim10)\mu m$,囊壁较厚,一般不着色。未成熟包囊内有两个细胞核,成熟包囊内有 4 个细胞核,聚集于虫体一端,每个核内有一个明显的核仁。还可见到轴柱、弯曲的中体和残存的鞭毛。

2. 蓝氏贾第鞭毛虫滋养体

取慢性腹泻患者的稀便涂片,铁苏木精染色,油镜观察。滋养体呈倒梨形,两侧对称,前端钝圆,后端尖细,大小为$(9\sim21)\mu m\times(5\sim15)\mu m$,前部有两个吸盘,每个吸盘内各有一个圆形泡状核,核内各含有一个大的核仁,两核之间有两条纵贯虫体的轴柱,轴柱中部有一对半月形的中体。轴柱前端有基体复合器,由此发出四对鞭毛即前鞭毛一对、后鞭毛一对、腹鞭毛一对和尾鞭毛一对。

【作业】

1. 绘蓝氏贾第鞭毛虫滋养体形态图。
2. 绘蓝氏贾第鞭毛虫包囊形态图。

【思考题】

简述蓝氏贾第鞭毛虫检查方法及注意事项。

第五节 疟 原 虫
(*Plasmodium* spp.)

【目的和要求】

1. 掌握人体间日疟原虫及恶性疟原虫在周围血液中各期的形态特征。

2. 熟悉血片(薄片)的制作过程及染色方法。

【实验内容】

1. 间日疟原虫薄血片

取一张经瑞特染液染色的薄血片,首先认清有血膜的一面为观察面,先在低倍镜下确定血膜平面,选血片薄而均匀或红细胞呈单层均匀排列的部位(通常为血片近末端),滴加镜油后,转油镜耐心仔细按顺序观察。血片经瑞特染液染色后,红细胞染成淡红褐色,疟原虫的细胞质染成蓝色,细胞核染成紫红色。注意与血片中的其他细胞、染料渣等区别。在薄血片中可找到各种白细胞,对其形态应加以回忆,以免混淆。区别异物的方法是通过细调节器的上下移动。若红蓝色块与红细胞在同一平面而具有一定的轮廓结构属疟原虫,反之则为异物。当确定为疟原虫后,进一步辨认它属哪一期。

(1) 环状体:被寄生的红细胞尚无改变,虫体形如宝石戒指。细胞质呈蓝色环状,其大小占红细胞直径的 1/4~1/3,中间有空泡,细胞核呈红色点状,位于细胞质一侧。

(2) 大滋养体:被寄生的红细胞胀大褪色,开始出现细小红色的薛氏小点,此期虫体形态多样,主要特征是细胞质有伪足伸展,并形成空泡,核一个,有显著增大。胞质中可见黄褐色烟丝状的疟色素。

(3) 裂殖体:胞浆开始变为致密,失去空泡及伪足。核开始分裂,然后细胞质分裂。待两者分裂并形成 12~24 个裂殖子即为成熟裂殖体,此时疟色素集中在虫体中央或一侧。

(4) 配子体:被寄生红细胞显著胀大,疟原虫充满整个红细胞。有雌(大)、雄(小)配子体之分。雌配子体主要特征为核较小而致密,偏于一侧,胞浆深蓝色;雄配子体核较大而疏松,位于中央,胞浆淡紫红色。

2. 恶性疟原虫薄血片

(1) 环状体:环较小,占红细胞直径的 1/6~1/5。核小、胞浆纤细,常具有下列3 个特点:

① 常具有两核(点)。

② 同一红细胞常可见到不止一个原虫寄生。

③ 环状体多贴在红细胞边缘。

(2) 配子体:呈半月形或香蕉型,其所寄生的红细胞常因胀破而不见或仅能见到部分,附在配子体凹面的一侧。雄配子体两端较钝,核大而疏松位于虫体中央,雌配子体两端较尖,核较小而致密位于虫体中央,疟色素围绕于核的周围。

恶性疟患者周围血液涂片一般仅能发现环状体及配子体。

3. 薄血片制作与染色

（1）操作方法：将人工感染伯氏疟原虫的小白鼠尾巴剪去约 1 mm，挤取适量血置于一张洁净载玻片（甲片）上的一端，另取玻片（乙片）作为推片。使乙片一端接触甲片血滴，血滴即向两侧分散，两片之间保持 30 ℃ 的夹角，将推片迅速向前推去，直至甲片的另一端为止。注意推动时要保持一定速度，切忌过分用力或中途停顿。涂片完毕后，将其置于空气中干燥，进一步固定染色。

（2）血片染色：滴加瑞特染液于已化好蜡线的血膜全部为染液所遮盖，立即滴加等量缓冲液，然后轻轻摇动血片，是染液于水混合均匀，静置 5～10 min，冲洗，待干后镜检。注意事项：

① 染液是甲醇溶液，切忌混入水滴，否则发生沉淀，染液失效。

② 滴加染料切忌太少，否则颜料黏在血膜上，无法洗净。

③ 加水后必须与染液充分混合，否则发生染色不均。

④ 冲洗血片是应使流水直接将染液冲去，避免染料黏着血膜。

（3）染液配制：将瑞特染剂粉 0.1～0.5 g 加入甘油 3 ml 中充分研磨，然后加入少量甲醇，研磨后倒入瓶内，再分次用甲醇洗研钵中的甘油染液，倒入瓶内，直至用完为止（甲醇共计 97 ml），摇匀，24 h 或 1～2 周后过滤待用。

【作业】

1. 彩色笔绘出所观察到的各期间日疟原虫图。
2. 彩色笔绘出所观察到的各期鼠疟原虫图。

【思考题】

比较间日疟原虫与恶性疟原虫外周血薄血膜片各期形态。

第六节　刚地弓形虫
（*Toxoplasma gondii*）

【目的和要求】

1. 掌握弓形虫速殖子的形态特征。

2. 熟悉弓形虫的卵囊。

3. 了解弓形虫的检查方法。

【实验内容】

1. 速殖子

呈香蕉形或半月形,大小为$(4\sim7)\mu m\times(2\sim4)\mu m$,一端较尖,另一端钝圆,一边较扁平,一边较弯曲。姬氏液染色后胞核位于中央,紫红色,胞质蓝色。

2. 卵囊

猫粪生理盐水涂片。高倍镜观察呈圆形或椭圆形,大小为$9\mu m\times12\mu m$大小,具有两层透明的囊壁,内含两个孢子囊,每个孢子囊内含4个新月形子孢子。

3. 染色试验

染色试验是比较独特的免疫反应,是目前诊断弓形虫病较好的方法。

(1)原理:将新鲜弓形虫滋养体与正常血清混合,在37℃下放置1 h或常温数小时后,大部分弓形虫失去原来的新月形,而变为圆形或椭圆形,用碱性亚甲蓝染色时着色很深。但新鲜弓形虫与免疫血清混合时,虫体仍保持原有形态,用碱性亚甲蓝染色时,着色很浅或不着色,其原因可能是弓形虫受到特异性抗体和辅助因子协同作用后,虫体细胞变性,结果虫体对碱性亚甲蓝不易着色。

(2)材料和试剂:弓形虫速殖子,正常人血清,碱性亚甲蓝溶液,要求临用时新鲜配制。待检血清经56℃,30 min灭活,冰箱保存备用。

(3)方法:将待检血清用生理盐水倍比稀释,每孔0.1 ml,加稀释的弓形虫速殖子0.1 ml,置37℃水浴1 h,加碱性亚甲蓝溶液0.02 ml/孔,37℃水浴15 min,取悬液一滴滴于载玻片上,加盖片,高倍显微镜检查,计数100个弓形虫速殖子,统计着色和不着色速殖子的比例数

(4)结果判定:以能使50%弓形虫不着色的血清最高稀释度为该血清染色试验阳性效价。阳性血清稀释度1∶8为隐性感染;1∶256为活动性感染;1∶1024为急性感染。

【作业】

绘弓形虫速殖子彩图。

【思考题】

比较弓形虫包囊与假包囊有何不同?

第七节　微小隐孢子虫
(*Cryptosporidiurn parvum*)

【目的和要求】

1. 熟悉微小隐孢子虫卵囊形态特征。
2. 了解改良抗酸染色法。

【实验内容】

1. 卵囊形态观察(油镜)

在金胺—酚结合改良抗酸染色片上,卵囊呈玫瑰红色,圆形或椭圆形,直径4～7 μm,背景蓝绿色,其内可见 4 个月牙形子孢子,排列不规则,有时可见黑色残留体。

2. 实验室检查方法

使用改良抗酸染色法。

(1) 试剂配制:A 液:金胺 0.1 g,苯酚 5.0 g,蒸馏水 100 ml;B 液:盐酸 3 ml,95%酒精 100 ml;C 液:高锰酸钾 0.5 g,蒸馏水 100 ml;D 液:酸性复红 4.0 g,95%酒精 20 ml,苯酚 8 ml,蒸馏水 100 ml;E 液:浓硫酸 10 ml 缓缓加人 90 ml 蒸馏水中,边加边摇;F 液:孔雀绿 0.2 g 溶于 100 ml 蒸馏水中。

(2) 染色过程:先将粪便在洁净的载玻片上涂成薄膜,自然干燥后用甲醇固定 5 min,滴加 A 液于薄膜上,10～15 min 后水洗;滴加 B 液,1 min 后水洗,待干。然后滴加 D 液于标本片上,10～15 min 后水洗;加 E 液,1～10 min 后水洗;加 F 液,1 min 后水洗,待干,置油镜下观察。

【作业】

绘微小隐孢子虫卵囊形态图。

【思考题】

比较微小隐孢子虫卵囊与弓形虫卵囊有何不同?

第八节　结肠小袋纤毛虫
（*Balantidium coli*）

【目的和要求】

掌握结肠小袋纤毛虫滋养体和包囊形态特征。

【实验内容】

1. 滋养体

取感染猪的粪便涂片，铁苏木精染色后，高倍和油镜观察。虫体呈椭圆形，大小为$(30\sim200)\mu m \times (20\sim150)\mu m$，是人体寄生原虫中最大者。体表有许多纤毛，体前端有一凹陷的胞口，下接漏斗状的胞咽，后端可见胞肛，中后部各有一伸缩泡。虫体含蓝黑色细胞核两个，大核呈肾形，小核呈球状，均位于大核的凹陷部。

2. 包囊

取感染猪的粪便涂片，铁苏木精染色后高倍和油镜观察。外形呈圆形或椭圆形，直径$40\sim60\ \mu m$，囊壁厚，囊内可见蓝黑色的大核。

【作业】

绘结肠小袋纤毛虫包囊形态图。

【思考题】

比较结肠小袋纤毛虫包囊与结肠内阿米巴包囊有何不同？

第五章　医学节肢动物

第一节　医 学 昆 虫
（Medical Arthropods）

【目的和要求】

1. 掌握医学昆虫的形态特征和检查方法。
2. 了解医学昆虫的危害。

【实验内容】

1. 蚊
成蚊和幼虫标本示教。

2. 蝇
成虫和幼虫标本示教。

3. 白蛉
成虫标本示教。

4. 虱
成虫标本示教。

5. 蚤
成虫标本示教。

6. 蜚蠊
成虫标本示教。

7. 臭虫
成虫标本示教。

【思考题】

1. 医学昆虫的生物性传播途径有哪些?

第二节　医　学　蜱　螨
（Ticks and Mites）

【目的和要求】

1. 掌握医学蜱螨的形态特征和检查方法。
2. 了解医学蜱螨的危害。

【实验内容】

1. 蜱

硬蜱和软蜱成虫标本示教。

2. 革螨

成虫标本示教。

3. 恙螨

成虫标本示教。

4. 疥螨

成虫标本示教。

5. 尘螨

成虫标本示教。

6. 蠕形螨

(1) 示教标本:成虫体细长,呈蠕虫状,长 0.1～0.4 mm,为乳白色、半透明,体表有明显的环状皮纹,颚体呈梯形,螯肢呈细针状,躯体前端短而粗,有 4 对对称足体,躯体后端细长,称末体。毛囊蠕形螨较皮脂蠕形螨长,前者末体末端钝圆,而后者末端尖细。

(2) 观察标本:观察用透明胶纸法采集的玻片标本,比较两种蠕形螨(成虫)的区别。

① 毛囊蠕形螨：毛囊蠕形螨较长，末体占躯体长度的 2/3～3/4，末端较钝圆。

② 皮脂蠕形螨：皮脂蠕形螨略短，末体约占躯体长度的 1/2，末端略尖，呈锥状。

（3）技术操作：

① 直接刮拭法：用蘸水笔尖的钝端从鼻沟、鼻翼和鼻尖部刮取皮脂。

② 挤压刮拭法：用双手拇指、食指相距 1 cm 先压后挤，再用水笔尖的钝端刮取皮脂。

③ 透明胶纸法：在晚上睡眠前洗脸，然后用与载片等长的透明胶纸，从左鼻沟经鼻尖至右鼻沟黏牢，次日清晨取下平贴于载玻片上镜检。

上述前两种方法刮取的皮脂，均应立即置于载玻片上，加一滴甘油，加盖玻片后 2 min 后镜检。

【作业】

1. 绘图并比较两种人体蠕形螨的形态区别。
2. 观察蠕形螨病患者的皮损特征。

【思考题】

蠕形螨病与疥疮的皮损表现有何异同点？

第六章 综合性实验与设计性实验

第一节 旋毛虫综合性实验

【目的和要求】

通过旋毛虫病的实验检查、实验动物接种和成虫检查三项实验,掌握旋毛虫肌肉压片检查、肌幼虫的收集接种及成虫检查的方法,达到培养学生的寄生虫学、组织学和实验动物学综合实验技能的目的。

【实验内容】

一、旋毛虫幼虫囊包的检查

检查方法:鼠肌肉活检。

(1) 旋毛虫感染的小鼠经 CO_2 处死后,剪开腹腔,剥离毛皮,去除爪、皮脂肪以及内脏,留下膈肌和肢体。

(2) 剪取米粒大小肌肉置于两片载玻片之间,压紧压实。使用低倍显微镜仔细观察肌肉中的幼虫囊包。

检查结果:

二、旋毛虫幼虫接种

检查方法:肌幼虫灌胃法。

(1) 感染鼠的肌肉样本采取方法同上。

(2) 将上述肌肉清洗干净后剪成碎块,使用组织匀浆机分别绞碎。

(3) 绞碎的肌肉分别置于装有人工消化胃液的烧杯中,每只小鼠使用 0.5 L 预温至 37 ℃ 的消化液,于 37 ℃ 恒温消化 2.5 h。

(4) 消化结束后,消化液通过双层 80 目筛,滤液在分液漏斗中静置,自然沉淀 2 h 后,收集下层液体,并进行虫体计数,并用生理盐水稀释至 5×10^3 个虫/ml。

(5) 用 1 ml 一次性注射器连接灌胃针,吸取已经混匀的旋毛虫幼虫悬液。

(6) 取小鼠一只(保定小鼠),使其头、颈和身体呈一直线。

(7) 灌胃针头从小鼠的嘴角进入,压住舌头,抵住上颚,轻轻向内推进,进入食管后会有一个刺空感,每只小鼠灌 0.2 ml,约 1000 条幼虫。

(8) 常规饲养和观察小鼠,于 7 天后可检查成虫(45 天后可检查肌幼虫)。

检查结果:

三、旋毛虫成虫的检查

检查方法:肠道活检法。

(1) 采用上述灌胃接种的小鼠,在第 6 天时禁食 1 天,于感染后第 7 天将用 CO_2 把它处死。

(2) 固定小鼠,剖开腹腔,取出小肠并纵行剪开,用无菌生理盐水洗去肠内容物,将小肠剪成 2~3 cm 长的小段,放入盛有 37 ℃ 无菌生理盐水的大平皿内,置 37 ℃ 培养箱中孵育 4 h,使成虫从肠壁钻出。

(3) 取出平皿,取样本滴在玻片上,加盖玻片镜检,观察虫体。

检查结果:

第二节　肝吸虫综合性实验

【目的和要求】

　　通过肝吸虫囊蚴的实验检查、实验动物接种及虫卵、成虫实验检查三项实验，掌握压片法检查肝吸虫囊蚴、实验动物接种及成虫和虫卵检查的方法，达到培养学生的寄生虫学、组织学和实验动物学综合实验技能的目的。

【实验内容】

一、肝吸虫囊蚴的检查

　　检查方法：鱼肌肉活检。

　　(1) 鱼类样本为市售小型鱼类。

　　(2) 取小鱼一条，左手持镊，右手持剪刀将鱼背部的鳞刮去，并剪开约 1 cm 切口，用剪刀沿切口内剪取米粒大小的鱼肉。

　　(3) 将鱼肉置于两张玻片之间，用力压成均匀薄肉膜。用低倍镜检查是否有囊蚴。

　　检查结果：

二、肝吸虫实验动物接种

　　检查方法：囊蚴灌胃法。

　　(1) 将上述实验阳性样本(小鱼)去除头、骨、鳞、鳍、内脏后用清水冲洗干净，用剪刀小心剪碎后置于研钵中，反复研磨至胶泥状。

　　(2) 将鱼肉移入大烧杯中，按 1：10(W/V)的比例加进人工消化液(配置比例：Pepsin 25 g，36%浓 HCl 8 ml，用生理盐水定容至 1000 ml)。

（3）将烧杯置 37 ℃恒温箱中消化过夜,消化过程中不定时搅拌。

（4）消化物用 40 目标准分样筛过滤,滤渣用生理盐水反复冲洗,再过滤。

（5）滤液使用高速离心机按 1500 r/min 离心 5 min。

（6）留沉淀和少许上清液,吹打均匀,分次吸入平皿中,光学显微镜下检查和鉴别囊蚴并计数。

（7）用生理盐水调整囊蚴数为 0.1×10^3 个囊蚴/ml。

（8）每只小鼠经灌胃接种肝吸虫囊蚴 50 个。

（9）常规饲养和观察小鼠,于感染 40 天后处死小鼠取出肝脏,在肝胆管内查找虫体并鉴定。

检查结果:

三、肝吸虫虫卵和成虫的检查

检查方法:(1) 粪直接涂片法;(2) 小鼠肝脏活检法。

1. 粪直接涂片法查虫卵

（1）分别在人工感染肝吸虫囊蚴的第 10、20、30 天采集小鼠粪便。

（2）粪粒用生理盐水湿润后,制作直接生理盐水涂片,显微镜下镜检肝吸虫虫卵。

2. 虫体的采集

（1）在人工感染肝吸虫囊蚴的第 30 天用 CO_2 处死小鼠。

（2）分离取出肝胆管和完整的肝脏。

（3）生理盐水冲洗肝脏表面去除杂质,从肝脏近肝门区剪开肝脏,用手从肝脏边缘向中央挤压肝脏,可见虫体随胆汁涌出,反复挤压几次。

（4）用毛笔或吸管轻轻挑起或吸起虫体放入生理盐水中。生理盐水冲洗虫体 2～3 次,再用蒸馏水清洗 4～5 次,使虫体表面洁净无污物。

（5）将洗净的虫体用毛笔挑出,置于洁净的载玻片上,摆放平整,覆盖一载玻片,使虫体充分展开,镜下观察虫体形态。

检查结果:

第三节 疟原虫综合性实验

【目的和要求】

通过鼠疟血检、鼠疟传代、药物治疗和抗疟抗体血清学检查四项实验,掌握疟原虫血检、鼠疟动物模型、抗疟药物治疗及疟原虫抗体血清学检测的方法,达到培养学生的寄生虫学、药物治疗、免疫学和实验动物学综合实验技能的目的。

【实验内容】

一、鼠疟血检

检查方法:(1) 尾静脉采血;(2) 吉氏染色。

1. 小鼠尾静脉采血

(1) 取疟原虫感染成功的小鼠一只(保定小鼠),并用 75％酒精棉球消毒鼠尾末端约 3 cm。

(2) 在小鼠尾静脉末端约 1 cm 处,用手术剪剪断鼠尾。

(3) 在同一玻片上,各滴一滴鼠血,分别制作厚、薄血膜,并放置室温待干。

2. 吉氏染色

(1) 血片染色液用吉氏染粉 10 g、中性甘油 500 ml 和纯甲醇 500 ml 配制而成。配制时将吉氏染粉置入大研钵中,逐步加入少量甘油,充分研磨后,置有色玻瓶中,用甲醇分数次洗出研钵中的甘油染液,倒入瓶内摇匀,在室温下放置 3～5 天,即可使用。

(2) 染色前,先用甲醇固定薄血膜,将吉氏染液用 pH 为 7.0～7.2 的水配成 3％的稀释液,将血片插入染色缸内染色,或用滴管将此稀释液滴在厚、薄血膜上,染色 30 min。若需快速染色,可在 2 ml 水中加吉氏染液 3 滴,染色 6 min。或先在厚血膜上加几滴清水溶去血红蛋白后滴加染液,效果更佳。染色后,用水轻轻冲洗,插在玻片板上晾干。

检查结果:

二、鼠疟接种

检查方法：腹腔注射法。

（1）将无菌取得的已感染疟原虫的小鼠静脉血按原虫密度用生理盐水稀释为10～60 个虫/ml 的感染红细胞悬液。

（2）小鼠腹腔注射可以用市售 2.5 ml 或 5 ml 的一次性注射器，无菌吸取感染红细胞悬液。

（3）腹腔注射时右手持注射器，左手的小指和无名指挟住小鼠的尾巴，另外三个手指抓住小鼠的颈部，使小鼠的头部向下。这样腹腔中的器官就会自然倒向胸部，防止注射器刺入时损伤大肠、小肠等器官。进针的动作要轻柔，防止刺伤腹部器官。

（4）尤其是对于体重较小的小鼠，腹腔注射时针头可以在腹部皮下穿行一小段距离，最好是从腹部一侧进针，穿过腹中线后在腹部的另一侧进入腹腔，按刻度注射 1 ml 红细胞悬液后，缓缓拔出针头。

（5）常规饲养和观察小鼠，可于感染第 5 天后断尾取血，观察感染情况。

检查结果：

三、鼠疟的药物治疗

检查方法：小鼠氯喹灌胃法。

（1）氯喹的配制方法：无菌称取氯喹 25 mg，用少量无菌生理盐水溶解后，定容至 3 ml。

（2）用一次性注射器连接灌胃针，吸取喹溶液 0.2 ml。

（3）取已感染小鼠一只（保定小鼠），抓住小鼠，使其头、颈和身体呈一直线。

（4）灌胃针头从小鼠的嘴角进入，压住舌头，抵住上颚，轻轻向内推进，进入食管后会有一个刺空感，按需要量灌注所需要药物，同时需要防止药液从口中流出。

（5）灌胃容积一般是 0.1～0.2 ml/10 g，最大 0.35 ml/10 g，每只小鼠的灌胃最大容积不超过 0.8 ml。

（6）连续灌胃用药 3 天后，断尾取血，观察治疗效果。

检查结果：

四、鼠疟抗体检查

（1）抗原片制备:肝素抗凝血采自疟原虫感染小鼠,离心弃血浆,加 5 倍容积 PBS 洗涤 3～4 次后,用 PBS 还原至原体积,取悬液约 10 μl 制备亚厚血膜,置室温中晾干或吹干。用纸包装放在有干燥剂的密封器内。在－20 ℃有效期为 1 年,在 4 ℃有效期为 3 个月。

（2）采集药物治愈后的小鼠血样,分离血清,用 PBS 作 1∶10 稀释,并继续作倍比稀释(1∶20,1∶40…)进行检测。最后的阳性稀释度即为终点滴度。

（3）从冰箱中取出的抗原片,立即用电风扇吹干或在回暖后打开塑料袋,用特种蜡笔将每张抗原片划分成若干小格,每小格加一个滴度血样,并设 PBS 空白对照。加血清后即移入 37 ℃湿盒,30 min 后取出,用 PBS 缓慢冲洗后放入有 PBS 的缸内浸 5～10 min,用蒸馏水冲洗后再晾干或吹干。然后逐格滴加 PBS 稀释的 1∶10 的抗鼠 IgG 荧光抗体,置湿盒内 37 ℃温育 30 min,然后按上述方法清洗、吹干,用荧光显微镜检查反应结果。

（4）反应标准以裂殖体及大滋养体胞浆的荧光强度及形态结构清晰程度区分:无荧光为－,荧光微弱、形态结构不清为±,荧光较弱、形态结构尚清楚为＋,根据荧光明亮度和结构清晰度的增加依次为＋＋和＋＋＋。

第四节　设计性实验:生活环境的寄生虫学调查

【目的】

通过给定寄生虫学调查场景,学生针对性设计环境寄生虫学调查实验方案并实施,锻炼学生的实验技能和组织协调能力,培养学生主动学习和实验创新能力。

【要求】

请同学们结合自己所学的寄生虫学理论和实验知识,分别根据给定的场景与寄生虫学调查任务,设计一套现场调查实验方案。方案中要注意:活动场所位置、交通途径、人身安全保证及生物安全防护;样本采集对象的性质、数量、保存方式;样本采集后的运送、检查方法及操作步骤;样本采集、运送、检查过程中所需要的条件、物品种类及数量；活动过程的记录、实验结果记录及分析；组员任务分工，活动可能产生的必要的支出估计；其他事项等。

【调查场景及任务】

1. 某市郊区菜地土源性线虫卵污染现场调查。
2. 某市区幼儿园蛲虫感染情况调查。
3. 某市城区农贸市场商品寄生虫感染风险现场调查。
4. 某市城乡环境水体寄生虫感染风险现场调查。

第二部分

"人体寄生虫学"案例

案例一　云南群体发病事件

　　2009 年 2 月 18 日,云南省怒江傈僳族自治州兰坪白族普米族自治县中排乡碧玉河村某建筑工地发生群体性(生活群体共 21 人)不明原因疾病,发病人数 9 例。19 日,9 名病例被转到中排乡医院,县疾控中心立即赶到中排乡医院协助治疗。兰坪县委、县政府接报后,立即组织医疗救治领导小组,于 24 日将病人转到县医院进行救治。26 日晚,云南省卫生厅组织的省疾控中心流行病学专家组和昆明医学院第一附属医院临床医学专家组奔赴兰坪,开展救治和病因调查等工作。27 日,专家组在对发病农民工近期亲密接触人群及生活状况调查时,又发现了一例新发病例。至此,发病人数共有 10 人,其中 1 人经抢救无效死亡(2 月 27 日)。

　　专家组调查发现,这 10 名发病者均有发热、腹痛、呕吐、腹泻、四肢肌肉触痛、下肢水肿等共同症状,有的病例还伴有关节活动受限、肢体肌肉麻木、有蚁行感等症状。他们相继发病,最早的病例发生在 1 月 27 日(农历年初二),到目前为止,发病时间最长的已有 30 多天,其中有病人中途回过家,但家人及村民未发现类似症状。而且兰坪县疾控中心提取了病人的饮用水和血液、尿液到大理医学院化验;环保部门对饮用水源进行重金属化验,都没有发现明显问题。

　　目前,专家组已组织对 11 名未发病者进行检查和流行病学跟踪调查;发病者正在接受治疗,死亡病例家属已同意尸检;发病原因还在进一步调查中。

【讨论】

　　1. 作为未来的专家,你考虑可能是什么疾病? 你认为应该继续采取哪些措施来诊断该病(明确病因)?

　　2. 对于患者,应该如何进行治疗?

　　3. 引起该病的病原有何特征? 其致病机理和临床表现如何? 在本次事件中,哪些线索对你比较有帮助?

　　4. 应该如何防治这种疾病?

　　5. 此次事件对你有哪些启示?

案例二 反复胸痛、咳痰待查

患者：

张××，男，53岁，工人。

病史：

主诉反复胸痛，咳嗽咳痰8个月，于1995年1月入院。患者于1994年5月不明原因出现畏寒、发热，双侧胸痛，咳嗽，咳白色黏液痰，食欲减退、消瘦，在人民医院就诊，拍胸片见左中肺块状阴影，怀疑为肺转移癌，经对症治疗和化疗一个月，症状减轻，左中肺部阴影部分消失。1995年9月胸痛、咳嗽、咳痰加重，到市医院就诊，拍胸片示左上肺片状模糊影，诊断为肺结核，经抗结核治疗3个月无效，来院就诊，以肺结核住院。

检查：

一般情况尚好，表浅淋巴结不大，右腰部触及一个2.5 cm×4 cm包块，质中等硬度无压痛，心肺无异常，腹部正常。血常规嗜酸性粒细胞增高，痰抗酸杆菌(－)，胸片示左上中肺野可见斑片状阴影，胸膜增厚。经抗结核治疗一个多月复查胸片，左中肺阴影消失，右下肺又出现片状阴影及胸膜增厚，怀疑原来的诊断。

追问病史：

患者于1994年曾生食小石蟹治疗关节炎。几个月后左胸部，右上腹相继出现过无痛性包块；对比发病以来每次胸片，肺部阴影形态、部位各异。查嗜酸性粒细胞计数 $2.6×10^8/L$，血清学检查(对流免疫电泳试验)阳性，痰查肺吸虫卵阴性。考虑肺吸虫病。经积极治疗，患者所有症状消失，肺部阴影逐步吸收，痊愈出院。三个月后随访无异常。

最后诊断：

肺吸虫病。

【讨论】

1. 肺吸虫病临床表现特点是什么？
2. 肺吸虫病综合判断的依据是什么？
3. 如果治疗本例病人，应选用哪些药物和疗程？

案例三　发热、腹痛、脓血便待查

患者：

王××，男，28岁，江苏微山县人。

病史：

发热、腹痛、脓血便一个月。三个月前患者乘船到湖北、湖南农村，由于天气炎热多次在河边、湖边洗澡洗脚，当时足、手臂等处皮肤有小米粒状的红色丘疹，发痒，有时出现风疹块，以为是蚊虫叮咬所致，几天后发烧，咳嗽，吐痰，吃了些感冒片后几天就好了。大约一个多月后开始发烧"拉痢"有脓有血，每天2～4次，上腹部有不适疼痛，食欲减退、消瘦，曾到乡卫生院治疗，认为是痢疾，多次服药无效，后到镇人民医院就诊。患者曾患过疟疾，经有效治疗，未再犯病。

体检：

体温39℃，发育尚可，消瘦病容，神志清楚，心、肺（－），腹部稍膨胀，肝剑突下3 cm，有压痛，脾可触及，四肢（－），体重60 kg。

实验室检查：

血常规 WBC 19200，N 48％，L 35％，E 17％，尿常规正常。

胸片：

正常。

【讨论】

1. 根据上述病史、体检及化验结果，你怀疑患者是什么疾病？
2. 你认为还应当进行哪些检查及化验以便确诊？
3. 对病人应当如何正确处理？

案例四　胸腹部皮肤多条红色索条状隆起待查

患者：

李××，女性，46岁，河南农民，有吞食活蝌蚪史，2006年10月13日入院。

病史：

2006年8月中旬因发热，腹痛腹胀，体温38.5～39℃，当地医院以抗感染、导泻治疗，仍有不规则发热伴右上腹痛，8月底胸腹部皮肤多条红色索条状隆起，基本无痛痒，偶伴胸痛。9月19日转入当地中心医院，无明确诊断。4天后转入省级医院，血常规 WBC 7.18×109/L，EO 0.39×109/L，EO% 5.43%，ESP 103 mm/1h，CRP 19.15 mg/dl，皮损活检皮肤组织胶原纤维增生，灶状血管周围淋巴细胞浸润，未见寄生虫虫体。临床未明确诊断，考虑寄生虫病可能，阿苯达唑0.4g/日×3日，病情无好转。自发病以来，未发现游走性皮下包块或结节。

体检：

体检体温39.1℃，查体可见全身70余个条索状红色隆起，以胸腹部为主，余无阳性体征。胸片左胸膜增厚，腹部超声未见明显异常。

实验室检查：

血常规检查示：WBC 11.6×109/L，EO 1.74×109/L，EO% 15.0%，HGB 115g/L，PLT 392×109/L，ESR 119 mm/1 h，尿、便常规未见异常，末梢血涂片疟原虫（－），血培养（－），肥达氏反应（－）。生化肝、肾功能正常。曼氏裂头蚴抗体检测结果阳性。

病理检查：

皮肤组织病理提示部分病灶有组织裂解坏死，大量炎细胞及嗜酸性粒细胞浸润。

【讨论】

1. 该患者可能患有何种疾病？
2. 该病如何预防和治疗？
3. 该病的感染途径有哪些？还可能有哪些病变类型？

案例五 发热、头痛、呕吐、昏厥待查

患者：

刘××，男，23 岁，海南省东方县农民。1981 年 10 月上旬每天发冷、发热，伴有头痛、全身酸痛，当地乡卫生院拟诊"感冒"，给予服速效伤风胶囊、银翘解毒片、肌注青霉素等 3 天，无效，收治入院。

体验：

体温 39.5 ℃，贫血貌，RBC 210×10^10/L（正常值 400～550×10^10/L），脾肋下 3 cm，血涂片镜检查到红细胞内有恶性疟原虫环状体及配子体，给氯喹＋伯氨喹治疗，症状很快消失，病人自我感觉良好，治疗 3 天后病人要求出院。11 月下旬，患者又出现前述症状，并有恶心、呕吐、剧烈头痛，连续 6 天后，因昏厥、神志不清、抽搐而送乡镇医院抢救。

入院检查：

体温 40 ℃，贫血貌，瞳孔对光反射迟钝，颈强直；RBC 150×10^10/L，WBC 3.6×10^9/L，血涂片查见红细胞内有某种寄生虫。经抗寄生虫治疗及连续抢救两天无效，于送县医院途中死亡。

【讨论】

1. 诊断为什么病？
2. 患者 11 月下旬发病是否与其 10 月上旬的疾病有关联？为什么？
3. 患者每天发冷发热是什么原因引起的？
4. 患者死亡的原因是什么？应从中吸取什么教训？

第三部分

"人体寄生虫学"
习题及模拟试卷

"人体寄生虫学"习题

一、单选题

1. 人体寄生虫病的传染源是指（　　　　）。
   A. 仅有病人和带虫者　　　　B. 医学节肢动物　　　　C. 所有野生动物
   D. 所有家畜　　　　　　　　E. 病人、带虫者、感染动物

2. 在人体内,寄生虫能长期生存,但无临床症状,此人称为（　　　　）。
   A. 急性病人　　　B. 慢性病人　　　C. 带虫者　　　D. 亚急性期病人
   E. 健康者

3. 寄生虫的幼虫或无性阶段寄生的宿主称为（　　　　）。
   A. final host　　　　B. intermediate host　　　　C. reservoir host
   D. paratenic host　　E. carrier

4. 寄生虫病的流行特点:（　　　　）。
   A. 无地区性　　　B. 无季节性　　　C. 仅有季节性
   D. 既有地方性,又有季节性　　　　E. 仅有地方性

5. 在寄生类型中,按寄生和自生生活的有无分为:（　　　　）。
   A. 体内寄生虫和体外寄生虫　　　　B. 永久性寄生虫和暂时性寄生虫
   C. 兼性寄生虫和专性寄生虫　　　　D. 体内寄生虫和暂时性寄生
   E. 偶然寄生虫

6. 有些寄生虫既可营自由生活,又能营寄生生活,可偶然被食入,或经伤口,或经身体其他开口进入人体寄生,这种寄生虫称（　　　　）
   A. 兼性寄生虫　　　B. 专性寄生虫　　　C. 机会寄生虫
   D. 永久性寄生虫　　E. 偶然寄生虫

7. 有些寄生虫完成一代的发育有无性世代和有性世代两种生殖方式,并交替进行,这种现象叫（　　　　）。
   A. 幼体增殖　　　B. 世代交替　　　C. 无性或有性生殖
   D. 孢子生殖　　　E. 配子生殖

8. 机会致病寄生虫是（　　　　）。

　　A. 免疫功能正常时易感染的寄生虫

　　B. 免疫功能低下时致病的寄生虫

　　C. 偶然寄生虫　　　　D. 体外寄生虫　　　　E. 暂时性寄生虫

9. Types of life cycle 的划分标准为(　　　　)。

　　A. 是否需要中间宿主　　　B. 是否需要终宿主　　　C. 是否需要保虫宿主

　　D. 是否需要转续宿主　　　E. 是否需要终宿主和中间宿主

10. 哪种寄生虫的生活史不需要中间宿主?(　　　　)。

　　A. 似蚓蛔线虫　　　　B. 钩虫　　　　C. 蠕形住肠线虫

　　D. 毛首鞭线形虫　　　E. 以上都是

11. 似蚓蛔线虫的感染阶段为(　　　　)。

　　A. 蛔虫受精卵　　　　B. 未受精蛔虫卵　　　　C. 感染期蛔虫卵

　　D. 丝状蚴　　　　E. 蛔虫受精卵、未受精卵

12. 蛔虫的感染方式有:(　　　　)。

　　A. 经口　　　B. 经皮肤　　　C. 输血感染　　　D. 直接接触

　　E. 媒介昆虫叮咬

13. 蛔虫幼虫对人的危害主要是(　　　　)。

　　A. 肺部损伤　　B. 消化道症状　　C. 肝炎　　D. 血管炎

　　E. 并发症

14. 蛔虫对人的危害很多,最严重的危害是(　　　　)。

　　A. 成虫寄生导致并发症　　　　B. 幼虫移行对肺部的损伤

　　C. 营养不良　　　　D. 虫体代谢物和崩解产物引起的免疫反应

　　E. 成虫的机械刺激作用

15. 除下列哪项外,均为似蚓蛔线虫的并发症:(　　　　)。

　　A. 胆道蛔虫病　　　B. 肠梗阻　　　C. 阑尾炎　　　D. 肠穿孔

　　E. 消化功能紊乱

16. 蛔虫病最常用的实验诊断方法为(　　　　)

　　A. 直接涂片法　　　B. 肛门拭子法　　　C. 尼龙袋集卵法

　　D. 自然沉淀法　　　E. 饱和盐水漂浮法

17. 导致蛔虫病广泛流行的因素很多,但(　　　　)除外。

　　A. 蛔虫生活史简单,卵在外界环境中直接发育为感染期虫卵

　　B. 虫卵对外界环境的抵抗力强

　　C. 蛔虫产卵量大,每天每条雌虫产卵约 20 万个

　　D. 粪便管理不当,不良的个人卫生和饮食卫生习惯

　　E. 感染期虫卵可经多种途径进入人体

18. 下面哪项不是蛔虫病的防治原则:(　　　　)。

A. 治疗病人　　　　B. 消灭苍蝇、蟑螂

C. 加强卫生宣传教育,注意个人卫生和饮食卫生

D. 手、足涂抹防护剂,防止蛔虫幼虫感染

E. 加强粪便管理,实现粪便无害化

19. 幼虫期能引起肺部损害的寄生虫为(　　　　)。

A. 鞭虫　　　　B. 蛲虫　　　　C. 蛔虫　　　　D. 丝虫

E. 猪巨吻棘头虫

20. 虫卵两端有透明栓的寄生虫为(　　　　)。

A. 似蚓蛔线虫　　　　B. 蠕形住肠线虫　　　　C. 毛首鞭形线虫

D. 钩虫　　　　E. 猪巨吻棘头虫

21. 毛首鞭形线虫的诊断阶段为(　　　　)。

A. 虫卵　　　　B. 杆状蚴　　　　C. 丝状蚴　　　　D. 鞭虫幼虫

E. 以上都不是

22. 重症鞭虫病患者的主要症状为(　　　　)。

A. 烦躁不安、失眠、食欲减退　　　　B. 消化功能紊乱、肠梗阻

C. 腹泻、便血、直肠脱垂、贫血和虚弱等症状

D. 并发阑尾炎、肠穿孔

E. 引起肺部感染、咳嗽和咯血

23. 毛首鞭形线虫的主要致病机制为(　　　　)。

A. 夺取营养　　　　B. 幼虫移行时对组织造成的损害作用

C. 虫体代谢产物所致变态反应　　　　D. 成虫的特殊产卵习性

E. 成虫利用前端插入肠黏膜及黏膜下层,以组织液和血液为食导致局部黏膜炎症

24. 鞭虫病最常用的实验诊断方法为(　　　　)。

A. 直接涂片法　　　　B. 免疫诊断法　　　　C. 肠黏膜活检

D. 透明胶纸法　　　　E. 以上都不是

25. 鞭虫病的防治原则为(　　　　)。

A. 治疗病人和带虫者　　　　B. 注意环境卫生　　　　C. 注意个人卫生

D. 加强粪便管理,保护水源　　　　E. 以上都是

26. 下列寄生虫病有可能通过粪便幼虫培养而获得病原诊断者为(　　　　)。

A. 丝虫病　　　　B. 旋毛虫病　　　　C. 钩虫病　　　　D. 蛔虫病

E. 鞭虫病

27. 确诊钩虫病最常用、阳性率高的方法是(　　　　)。

A. 饱和盐水漂浮法　　　　B. 直接涂片法　　　　C. 自然沉淀法

D. 肛门拭子法　　　　E. 肠黏膜活组织检查

28. 钩虫卵的特点为(　　　　)。
    A. 无色透明　　　　B. 椭圆形
    C. 排出不久的卵内含 4~8 个卵细胞
    D. 卵壳与卵细胞间有明显的间隙　　　　E. 以上都是

29. 生活史中幼虫需经肺部移行的寄生虫为(　　　　)。
    A. 蠕形住肠线虫　　　　B. 猪巨吻棘头线虫　　　　C. 钩虫
    D. 丝虫　　　　　　　　E. 毛首鞭形线虫

30. 幼虫阶段能引起皮肤损害的线虫有(　　　　)。
    A. 似蚓蛔线虫　　　　B. 毛首鞭形线虫　　　　C. 旋毛形线虫
    D. 钩虫　　　　　　　E. 丝虫

31. 口囊内有一对半月形板齿的寄生虫是(　　　　)。
    A. 十二指肠钩口线虫　　　　B. 美洲板口线虫　　　　C. 似蚓蛔线虫
    D. 蠕形住肠线虫　　　　　　E. 毛首鞭形线虫

32. 口囊内有两对钩齿的寄生虫是(　　　　)。
    A. 十二指肠钩口线虫　　　　B. 美洲板口线虫　　　　C. 旋毛形线虫
    D. 猪巨吻棘头虫　　　　　　E. 丝虫

33. 钩虫吸血时,咬啮部位伤口不易凝血是由于(　　　　)。
    A. 口囊内钩齿的作用　　　　B. 口囊内板齿的作用
    C. 分泌抗凝素　　　　　　　D. 成虫机械刺激作用
    E. 成虫代谢产物所致过敏反应

34. 能引起人体贫血的寄生虫有(　　　　)。
    A. 丝虫　　　　B. 钩虫　　　　C. 旋毛形线虫　　　　D. 卫氏并殖吸虫
    E. 蠕形住肠线虫

35. 钩虫病的防治原则为(　　　　)。
    A. 治疗病人和带虫者　　　　B. 管理好粪便,粪便无害化
    C. 加强个人防护,减少感染机会
    D. 治疗患者的同时补充铁剂、维生素　　　　E. 以上都是

36. 十二指肠钩口线虫的感染方式有(　　　　)。
    A. 经口　　　B. 经皮肤　　　C. 输血感染　　　D. 媒介昆虫叮咬
    E. 主要经皮肤,有时可经口感染

37. 蛲虫主要寄生在人体的(　　　　)。
    A. 小肠　　　B. 结肠　　　C. 回盲部　　　D. 直肠　　　E. 阑尾

38. 蛲虫的感染阶段为(　　　　)。
    A. 感染期卵　　　B. 蛲虫幼虫　　　C. 杆状蚴　　　D. 丝状蚴
    E. 微丝蚴

39. 关于蛲虫卵的描述,下列哪项是错误的?(　　　　)
    A. 无色透明　　　　　　B. 两侧不对称,一侧扁平,一侧稍凸
    C. 卵自虫体排出时,卵内胚胎已发育至蝌蚪期
    D. 感染期卵内含一条盘曲的幼虫
    E. 卵壳外有凹凸不平的蛋白膜

40. 人体感染蛲虫的主要症状为(　　　　)。
    A. 贫血　　　B. 肠梗阻　　　C. 消化功能紊乱
    D. 阴道炎、子宫内膜炎　　　　E. 肛门及会阴部皮肤瘙痒

41. 下面哪项不是蛲虫病的防治原则?(　　　　)
    A. 治疗病人　　　　　　　　B. 加强卫生宣传教育
    C. 注意个人卫生和饮食卫生　　　D. 加强粪便管理
    E. 防止再感染

42. 下列哪种寄生虫可自体感染?(　　　　)
    A. 似蚓蛔线虫　　　　B. 钩虫　　　　　C. 旋毛形线虫
    D. 蠕形住肠线虫　　　E. 毛首鞭形线虫

43. 蠕形住肠线虫致病的主要机制为(　　　　)。
    A. 夺取宿主营养　　　B. 成虫寄生导致局部黏膜损害
    C. 成虫特殊的产卵习性和产卵部位
    D. 虫体代谢产物和崩解物的作用　　　E. 成虫的机械刺激作用

44. 哪种线虫的生活史需要中间宿主?(　　　　)
    A. 钩虫　　B. 似蚓蛔线虫　　　C. 丝虫　　　D. 毛首鞭形线虫
    E. 蠕形住肠线虫

45. 微丝蚴是哪种寄生虫的幼虫?(　　　　)
    A. 钩虫　　　B. 丝虫　　　C. 旋毛虫　　　D. 日本血吸虫
    E. 细粒棘球绦虫

46. 引起象皮肿的寄生虫是(　　　　)。
    A. 日本血吸虫　　　B. 肺吸虫　　　C. 旋毛虫　　　D. 钩虫
    E. 丝虫

47. 需夜间检查诊断的寄生虫病是(　　　　)。
    A. 丝虫病　　　B. 疟疾　　　C. 旋毛虫病　　　D. 血吸虫病
    E. 钩虫病

48. 哪种蠕虫寄生在淋巴系统?(　　　　)
    A. 钩虫　　　B. 丝虫　　　C. 华支睾吸虫　　　D. 牛肉绦虫
    E. 旋毛虫

49. 马来丝虫的寄生部位主要在(　　　　)。

A. 四肢浅表淋巴系统　　　B. 四肢浅表淋巴系统及深部淋巴系统

C. 泌尿、生殖系统的淋巴系统　　　D. 腹腔、精索等淋巴系统

E. 深部淋巴系统

50. 丝虫对人体的感染阶段是（　　　　）。

A. 微丝蚴　　　B. 丝状蚴　　　C. 腊肠蚴　　　D. 感染性卵

E. 脱鞘后微丝蚴

51. 引起阴囊象皮肿的线虫是（　　　　）。

A. 马来丝虫　　　B. 钩虫　　　C. 旋毛虫　　　D. 班氏丝虫

E. 广州管圆线虫

52. 班氏丝虫成虫引起慢性阻塞性病变，出现下列哪种症状是错误的？
（　　　　）

A. 乳糜尿　　　B. 淋巴管曲张　　　C. 丝虫热　　　D. 象皮肿

E. 鞘膜积液

53. 被列为人兽共患寄生虫病的线虫病是（　　　　）。

A. 蛔虫病　　　B. 班氏丝虫病　　　C. 鞭虫病　　　D. 蛲虫病

E. 马来丝虫病

54. 丝虫的传播期和感染期分别是（　　　　）。

A. 微丝蚴和杆状蚴　　　B. 虫卵和丝状蚴　　　C. 杆状蚴和丝状蚴

D. 微丝蚴和丝状蚴　　　E. 虫卵和杆状蚴

55. 丝虫感染人体的主要方式为（　　　　）。

A. 经口　　　B. 经皮肤钻入　　　C. 经蜱叮咬　　　D. 经蚊叮咬

E. 经白蛉叮咬

56. 在我国传播马来丝虫的主要媒介为（　　　　）。

A. 淡色库蚊、致倦库蚊　　　B. 中华按蚊、嗜人按蚊

C. 中华按蚊、致倦库蚊　　　D. 中华按蚊、淡色库蚊

E. 中华按蚊、微小按蚊

57. 诊断马来丝虫感染最适宜的采血时间为（　　　　）。

A. 晚 10 点至次晨 2 点　　　B. 晚 8 点至次晨 4 点

C. 晚 6 点至晚 12 点　　　D. 清晨空腹采血

E. 白天在任何时间均采血

58. 乳糜尿的发生是由于哪些部位淋巴系统受阻而引起？（　　　　）

A. 主动脉前淋巴结　　　B. 肠淋巴干　　　C. 浅表淋巴结和肠淋巴干

D. 精索淋巴管　　　E. 睾丸淋巴管

59. 蚊传播丝虫病的方式是属于（　　　　）。

A. 机械携带　　　B. 发育式　　　C. 增殖式　　　D. 发育增殖式

E. 经卵传递式

60. 流行于我国的丝虫病的病原体是（   ）。

A. 班氏丝虫和奥氏丝虫　　　　B. 班氏丝虫和马来丝虫

C. 帝汶丝虫和链尾丝虫　　　　D. 罗阿丝虫和常现丝虫

E. 奥氏丝虫和马来丝虫

61. 引起"流火"症状的寄生虫是（   ）。

A. 疟原虫　　　B. 锥虫　　　C. 利什曼原虫　　　D. 血吸虫

E. 丝虫

62. 丝虫病的临床表现不包括（   ）。

A. 微丝蚴血症　　　B. 慢性期阻塞性病变　　　C. 夜现周期性

D. 急性期过敏和炎症反应　　　E. 隐性丝虫病

63. 班氏与马来微丝蚴的比较哪一项是重要的？（   ）

A. 大小　　　B. 头间隙　　　C. 体核　　　D. 尾核

E. 综合上述特点

64. 丝虫的成虫一般不易见到，其原因是（   ）。

A. 白天活动　　　B. 夜间活动　　　C. 在体内活动差

D. 寄生在淋巴管、淋巴结中　　　E. 检查方法不当

65. 微丝蚴在蚊体内发育哪一项是不正确的？（   ）

A. 微丝蚴随血进入蚊胃　　　B. 穿过胃壁经血腔进入胸肌

C. 发育成腊肠期幼虫

D. 易感蚊虫在体内发育为感染幼虫需 7～16 天

E. 幼虫在蚊体内繁殖

66. 班氏、马来丝虫的异位寄生哪一部位是不可能的？（   ）

A. 眼前房　　　B. 乳房　　　C. 脑　　　D. 肺　　　E. 心包

67. 人体感染丝虫哪一项是不正确的？（   ）

A. 主要经媒介昆虫蚊传播　　　B. 已肯定经口、经皮肤途径感染

C. 微丝蚴除见于外周血也可见于乳糜尿　　　D. 腹水中可查到

E. 睾丸鞘膜积液内可查见

68. 班氏丝虫的终宿主为（   ）。

A. 人　　　B. 鸡　　　C. 牛　　　D. 猫　　　E. 穿山甲

69. 微丝蚴在人体白天滞留在（   ）。

A. 外周血内　　　B. 淋巴结内　　　C. 肺毛细管内

D. 肝、脾　　　E. 淋巴管

70. 微丝蚴在外周血出现机理以下哪项是不正确的？（   ）

A. 为宿主与寄生虫间相互影响的结果

  B. 夜间入睡迷走神经兴奋内脏毛细血管收缩微丝蚴移至外周血

  C. 可能与肺动脉、肺静脉、氧分压差有关

  D. 体温改变打乱周期性

  E. 与蚊媒吸血时间不同有关

71. 在尿中可查到的寄生虫有(   )。

  A. 蛔虫卵   B. 微丝蚴   C. 阿米巴原虫   D. 钩虫卵

  E. 蛲虫卵

72. 慢性丝虫病的发病机制中哪一项不正确?(   )

  A. 慢性淋巴丝虫的主要发病机制是淋巴管阻塞

  B. 由于病变不断发展及微丝蚴的刺激可使淋巴管扩张

  C. 淋巴管壁炎症细胞浸润、内皮细胞增生、管腔变窄引起淋巴管闭塞

  D. 丝虫性肉芽肿可造成淋巴管栓塞

  E. 淋巴液因淋巴管破裂、淋巴液流入周围组织

73. 慢性丝虫病最多见的体征是(   )。

  A. 精索炎   B. 附睾炎   C. 象皮肿   D. 乳糜尿

  E. 睾丸鞘膜积液

74. 潜隐性丝虫病的描述哪一项是不正确的?(   )

  A. 是机体对微丝蚴抗原产生的Ⅰ型变态反应

  B. 典型例子是热带嗜酸粒细胞增多症

  C. 血中嗜酸粒细胞可轻度或中度增多

  D. 夜间阵发咳嗽或哮喘

  E. 血中 IgE 水平显著增高

75. 厚血膜检查微丝蚴的取血量应为(   )。

  A. 一大滴   B. 二大滴   C. 三大滴   D. 四大滴

  E. 五大滴

76. 活微丝蚴浓集法以下哪项措施不正确?(   )

  A. 取静脉血 1 ml 放入普通试管,血液凝固后直接加入清水 9 ml

  B. 溶血后以 3000 rpm/min 离心 2 min

  C. 倾上液再加水   D. 再次离心   E. 取沉渣镜检

77. 丝虫病的免疫诊断哪一项是不正确的?(   )

  A. 判断丝虫病是否消灭的重要手段

  B. 皮内试验在流行病调查中过筛

  C. 皮内试验有疗效考核价值

  D. 间接荧光抗体试验特异性、敏感性均较高

  E. 酶联免疫吸附试验检测丝虫抗体阳性与微丝蚴血症阳性符合率达

95%左右

78. 丝虫病实验诊断哪一项不正确？（　　　）
   A. 确诊丝虫为查出微丝蚴或成虫
   B. 临床表现、免疫检查对未查出虫体者重要
   C. 夜间取血不便者可采用枸橼酸乙胺嗪白天诱虫法
   D. 淋巴结或淋巴结抽出物可查到微丝蚴
   E. 尿液、鞘膜积液可查到微丝蚴

79. 血液检查微丝蚴的最佳时间为（　　　）。
   A. 晚上 10 时以后　　　B. 晚上 7 时　　　C. 上午 8 时
   D. 上午 10 时　　　　　E. 清晨早餐前

80. 丝虫病的流行哪一项是不正确的？（　　　）
   A. 解放初我国丝虫病人居世界第一
   B. 现在我国已成为世界上防治丝虫最成功的国家
   C. 贵州、广西、四川等省微丝蚴率仍为 1%
   D. 曾是我国五大寄生虫病之一
   E. 为世界六大热带病之一

81. 丝虫流行环节及影响因素其中哪项不正确？（　　　）
   A. 无症状的带虫者不是主要的传染源
   B. 要加强对外来人口的查治以防传染源
   C. 蚊媒是班氏丝虫主要传播媒介
   D. 青壮年为易感人群
   E. 雨量、地理环境影响蚊虫孳生

82. 班氏丝虫的主要传播媒介是（　　　）。
   A. 中华按蚊　　　B. 致倦库蚊　　　C. 淡色库蚊
   D. 嗜人按蚊　　　E. 东乡伊蚊

83. 消灭丝虫病的系统监测管理不包括（　　　）。
   A. 病原学监测　　　　B. 服用抗丝虫新药呋喃嘧酮
   C. 蚊媒监测　　　　　D. 血清学监测　　　　E. 晚期病人防治

84. 近年来治疗象皮肿的简单有效治疗是（　　　）。
   A. 淋巴管血管吻合术　　　B. 烘绑疗法　　　C. 桑叶注射液
   D. 烘绑加桑叶注射　　　　E. 用微波治疗机

(85～87 题共用题干)

患者,女,27 岁,贵州某县人。因畏寒、低热一个月、排米汤样尿 3 天,于 1993 年 12 月 18 日入院。患者反复间歇发热数年,血检微丝蚴阳性(＋＋＋＋),双下肢丝虫性淋巴肿,尿液混浊度(＋＋＋)。病人入院后第 2 天排乳糜尿 3400 ml,第

3 天又排乳糜尿 1500 ml。患者随即出现疲乏、神萎、恶心,并呕吐 2 次,面色苍白、四肢发冷,但体温不升(35 ℃);脉搏:由 70 次/分增至 112 次/分,甚至扪不清;血压:8/5kPa,双下肢时有抽搐。经给予 9 小时抗休克处理,休克基本纠正,乳糜尿量减少,每天尿量保持 800～1000 ml,病人自己要求出院。

85. 患者可能感染哪种丝虫?(　　　)
　　A. 班氏丝虫　　　　B. 马来丝虫　　　　C. 盘尾丝虫
　　D. 帝汶丝虫　　　　E. 罗阿丝虫

86. 患者排乳糜尿,是由于哪部分淋巴系统受阻?(　　　)
　　A. 下肢深部淋巴系统　　　B. 下肢浅部淋巴系统
　　C. 主动脉淋巴结或肠干淋巴结　　　D. 精索淋巴结
　　E. 睾丸淋巴结

87. 乳糜尿的主要性状,下列哪项描述是错误的?(　　　)。
　　A. 含大量蛋白质　　　B. 含大量脂肪　　　C. 体外放置易凝结
　　D. 含大量 WBC　　　E. 沉淀物中有时可查到微丝蚴

88. 张某,男,20 岁,因食凉拌生狗肉,4 天后发生腹痛、腹泻等症状。临床怀疑为旋毛虫病,请考虑应先采取下列哪项措施为宜。(　　　)
　　A. 粪便找虫卵　　　B. 粪便找幼虫　　　C. 粪便找成虫
　　D. 腓肠肌压片镜检　　　E. 将吃剩的狗肉压片镜检

89. 旋毛虫的幼虫主要寄生于宿主的(　　　)。
　　A. 小肠中　　　B. 结肠中　　　C. 血液中　　　D. 淋巴管中
　　E. 肌肉中

90. 人体感染旋毛虫是因为进食了(　　　)。
　　A. 含有活的成虫的猪肉　　　B. 含有活的幼虫的猪肉
　　C. 含有感染期卵的猪肉　　　D. 含有活的囊尾蚴的猪肉
　　E. 含有活的裂头蚴的猪肉

91. 胡×,男性,16 岁,因进食凉拌生猪肉,5 天后发生腹痛、腹泻,为水样便,每天 5～8 次;10 天后发热:38.5 ℃上下,伴眼睑、下肢水肿。以往有排白节片史。可能是(　　　)。
　　A. 肺吸虫病　　　B. 姜片吸虫病　　　C. 肠蛔虫病
　　D. 旋毛虫病　　　E. 猪囊虫病

92. 旋毛虫病出现发热、水肿,血中嗜酸性粒细胞增多以及蛔虫幼虫通过肺部时出现支气管哮喘和肺部嗜酸性粒细胞浸润,这是与下列哪种变态反应有关?(　　　)
　　A. Ⅰ型变态反应　　　B. Ⅱ型变态反应　　　C. Ⅲ型变态反应
　　D. Ⅳ型变态反应　　　E. Ⅰ型和Ⅳ型变态反应

93. 下列哪种寄生虫,人可作为其中间宿主和终宿主,但不能在人体完成生活史的?（　　　　）。

　　A. 肺吸虫　　　　B. 间日疟原虫　　　　C. 肝吸虫　　　　D. 旋毛形线虫

　　E. 日本血吸虫

94. 诊断旋毛虫病最可靠的方法是（　　　　）。

　　A. 粪检找成虫　　　　B. 粪检找幼虫　　　　C. 粪检找虫卵

　　D. 肌肉活组织检查找幼虫　　　　E. 肌肉活组织检查找成虫

95. 能引起人畜共患病的寄生虫为（　　　　）。

　　A. 似蚓蛔线虫　　　　B. 毛首鞭形线虫　　　　C. 丝虫

　　D. 旋毛形线虫　　　　E. 钩虫

96. 广州管圆线虫成虫寄生于（　　　　）。

　　A. 猫的肺脏组织内　　　　B. 鼠的肺动脉内　　　　C. 鼠的肺静动脉内

　　D. 鼠的内脏组织　　　　E. 猫的肺动脉内

97. 人是广州管圆线虫的（　　　　）。

　　A. 保幼宿主　　　　B. 保虫宿主　　　　C. 中间宿主

　　D. 转续宿主　　　　E. 终宿主

98. 人体感染广州管圆线虫可致（　　　　）。

　　A. 病毒性脑炎　　　　B. 原发性阿米巴性脑膜脑炎

　　C. 化脓性脑膜脑炎　　　　D. 广泛性脑坏死

　　E. 嗜酸性粒细胞增多性脑膜脑炎

99. 广州管圆线虫的中间宿主为（　　　　）。

　　A. 钉螺或拟钉螺　　　　B. 纹召螺和川卷螺　　　　C. 扁卷螺和豆螺

　　D. 褐云玛瑙螺、福寿螺和蛞蝓　　　　E. 以上种类都可

100. 人体感染广州管圆线虫的阶段是（　　　　）。

　　A. 第一期幼虫　　　　B. 第二期幼虫　　　　C. 第三期幼虫

　　D. 第四期幼虫　　　　E. 成虫

101. 广州管圆线虫的特征以下哪项不符合?（　　　　）

　　A. 是一种人兽共患寄生虫病　　　　B. 成虫寄生于鼠肺动脉

　　C. 终宿主主要是鼠类　　　　D. 人的感染是由于食入生的或半生螺类

　　E. 幼虫侵入人体后主要寄生人体消化系统

102. 广州管圆线虫的诊断依据哪项是不正确的?（　　　　）

　　A. 有食本虫中间宿主或转续宿主历史

　　B. 脑脊液压力升高、白细胞高、嗜酸性粒细胞高

　　C. 脑脊液成虫检出率高

　　D. 检测到虫体即可确诊

E. 酶联免疫吸附试验诊断意义较大

103. 广州管圆线虫病确诊的依据是（　　　）。

A. 从脑脊液中查到虫体　　　B. 流行病学资料　　　C. 免疫学检查

D. 脑脊液生化指标　　　　E. 症状体征

104. 广州管圆线虫病主要流行于（　　　）。

A. 热带和亚热带地区　　　B. 东南亚地区、太平洋岛屿地区

C. 温带地区　　　D. 寒带地区　　　E. 温带和寒带地区

105. 预防广州管圆线虫最简单有效的措施是（　　　）。

A. 灭鼠以消灭传染源　　　B. 杀灭中间宿主　　　C. 治疗患者

D. 不食用生的海水螺类　　　E. 不食用生的淡水螺类

106. 治疗广州管圆线虫病有良好疗效的药物是（　　　）。

A. 阿苯达唑　　　B. 甲苯达唑　　　C. 左旋咪唑

D. 吡喹酮　　　E. 甲硝唑

（107～109 题共用题干）

据报道在浙江某地区,多人聚餐时食用包括一种大型淡水螺在内的水产品,食后 1～27 天内,有 47 人出现临床症状。主要症状有头痛,躯体疼痛,游走性疼痛,皮肤触摸痛,低中度发热,或高热,部分患者出现持续性头痛,伴有恶心、呕吐等症状。

107. 根据以上表现,应考虑是何种寄生虫感染?（　　　）

A. 肝毛细线虫　　　B. 华支睾吸虫　　　C. 广州管圆线虫

D. 旋毛虫　　　E. 弓形虫

108. 首选的确诊方法是（　　　）。

A. 从脑脊液中查找虫体　　　B. 流行病学资料　　　C. 免疫学检查

D. 脑脊液生化指标　　　E. 症状体征

109. 应首选何种药物根治?（　　　）。

A. 激素治疗　　　B. 阿苯达唑治疗　　　C. 止痛药物治疗

D. 抗生素药物治疗　　　E. 对症治疗

110. 结膜吸吮线虫的感染阶段为（　　　）。

A. egg　　　B. 杆状蚴　　　C. 丝状蚴　　　D. infective larvae

E. microfilaria

111. 结膜吸吮线虫病确诊的依据为检获（　　　）。

A. egg　　　B. larva　　　C. adult　　　D. 包囊　　　E. 囊包

112. 下列组合哪一项是不正确的?（　　　）

A. 血吸虫——可引起侏儒症

B. 卫氏并殖吸虫——可引起咯血痰

C. 华支睾吸虫——可引起黄疸

D. 姜片吸虫——可引起腹泻

E. 斯氏狸殖吸虫——可引起肝硬化

113. 寄生于人体的吸虫生活史中,幼虫(　　　　)。

　　A. 不繁殖　　　　　　　B. 进行配子生殖　　　　C. 进行接合生殖

　　D. 进行幼体增殖　　　　E. 进行孢子生殖

114. 吸虫生活史的中间宿主必须有(　　　　)。

　　A. 食肉类哺乳动物　　　　B. 食草类哺乳动物　　　　C. 淡水螺

　　D. 水生植物　　　　　　　E. 淡水鱼、虾

115. 除下列哪项外,均为吸虫的发育阶段?(　　　　　　)。

　　A. 毛蚴　　　B. 胞蚴　　　C. 雷蚴　　　D. 尾蚴　　　E. 囊尾蚴

116. 以下哪项不属于吸虫的形态结构特征?(　　　　　)

　　A. 有口吸盘和腹吸盘　　　B. 多为雌雄同体　　　C. 虫体两侧对称

　　D. 无消化道　　　　　　　E. 无体腔

117. 寄生人体吸虫的繁殖方式为(　　　　)。

　　A. 幼虫进行有性生殖,成虫进行无性生殖

　　B. 幼虫进行无性生殖,成虫进行有性生殖

　　C. 幼虫和成虫均进行无性生殖

　　D. 幼虫和成虫均进行有性生殖

　　E. 以上均不是

118. 寄生于人体的吸虫生活史中,幼虫(　　　　)。

　　A. 不繁殖　　　　　　　B. 进行配子生殖　　　　C. 进行接合生殖

　　D. 进行幼体增殖　　　　E. 进行孢子生殖

119. 蠕虫感染的血清中最常见哪种免疫球蛋白水平升高?(　　　　)

　　A. IgM　　　B. IgG　　　C. IgE　　　D. IgA　　　E. IgD

120. 蠕虫病患者外周血液中常呈现(　　　　)。

　　A. 淋巴细胞增加　　　　B. 单核细胞增加　　　C. 嗜中性粒细胞增加

　　D. 嗜酸性粒细胞增加　　　E. 以上的细胞均增加

121. 虫卵中的毛蚴在水中不孵出,而被螺蛳吞食后,在螺的消化道内孵出毛蚴的吸虫是(　　　　)。

　　A. 东方次睾吸虫　　　　B. 布氏姜片吸虫　　　　C. 曼氏血吸虫

　　D. 斯氏狸殖吸虫　　　　E. 以上都不是

122. 常见人体吸虫的虫卵中,下列哪一种虫卵没有卵盖?(　　　　　)

　　A. 肝吸虫卵　　　　　B. 姜片虫卵　　　C. 肺吸虫卵

　　D. 日本血吸虫卵　　　E. 以上都不是

123. 以鱼作为中间宿主的寄生虫是(　　　　)。
　　　A. 日本血吸虫　　　　　B. 布氏姜片吸虫　　　　　C. 肺吸虫
　　　D. 斯氏狸殖吸虫　　　　E. 华支睾吸虫

124. 华支睾吸虫的感染阶段是(　　　　)。
　　　A. 丝状蚴　　　　B. 原尾蚴　　　　C. 尾蚴　　　　D. 囊蚴
　　　E. 毛蚴

125. 在人体肝胆管内寄生的寄生虫是(　　　　)。
　　　A. 丝虫　　　　B. 旋毛虫　　　　C. 华支睾吸虫　　　　D. 钩虫
　　　E. 蛲虫

126. 华支睾吸虫在人体的主要移行途径为(　　　　)。
　　　A. 囊蚴经口食入,在十二指肠脱囊后,沿胆总管入肝
　　　B. 囊蚴经口食入,在十二指肠脱囊后,经血流入肝
　　　C. 囊蚴经口食入,在十二指肠脱囊后,穿肠壁,经腹腔入肝
　　　D. 囊蚴经口食入,在十二指肠脱囊后,穿血管,随血流经心、肺后入肝
　　　E. 囊蚴经皮肤血流移行至肝脏

127. 华支睾吸虫的诊断阶段是(　　　　)。
　　　A. 虫卵　　　　B. 毛蚴　　　　C. 胞蚴　　　　D. 雷蚴　　　　E. 尾蚴

128. 华支睾吸虫感染人的方式是(　　　　)。
　　　A. 喝生水　　　　B. 生食淡水鱼虾　　　　C. 喜吃某些螺类
　　　D. 生吃蔬菜　　　　E. 生食某种水生植物

129. 以下哪项不是华支睾吸虫的传染源?(　　　　)
　　　A. 患者　　　　B. 带虫者　　　　C. 淡水鱼　　　　D. 猫　　　　E. 犬

130. 除查粪便外,华支睾吸虫的病原学诊断方法还有(　　　　)。
　　　A. 呕吐物查成虫　　　　B. 肛门拭子法　　　　C. 间接血凝试验
　　　D. 酶联免疫吸附试验　　　　E. 十二指肠引流法

131. 以下何种方法只能用于华支睾吸虫的辅助诊断而不能确诊?(　　　　)
　　　A. 加藤法　　　　B. 十二指肠引流法　　　　C. 粪便水洗沉淀法
　　　D. 间接血凝法　　　　E. 乙醚蚁醛法

132. 粪便检查华支睾吸虫卵的方法下列错误的是(　　　　)。
　　　A. 直接涂片法　　　　B. 加藤法　　　　C. 自然沉淀法
　　　D. 漂浮法　　　　E. 醛醚法

133. 尸检见肝脏轻度肿大,切面见大、小胆管呈不同程度的扩张和管壁增厚,轻轻挤压肝脏,可见扁平、似葵花子形的虫体自胆管中排出,应考虑是(　　　　)。
　　　A. 布氏姜片吸虫　　　　B. 日本血吸虫　　　　C. 华支睾吸虫

D. 肝片形吸虫　　　　E. 卫氏并殖吸虫

134. 华支睾吸虫病的临床表现常见有(　　　)。
   A. 肝区肿痛　　B. 食欲减退　　C. 肝肿大　　D. 肝硬化
   E. 腹水

135. 预防感染华支睾吸虫病应该做到(　　　)。
   A. 不吃生菜　　　　B. 不接触疫水
   C. 不食生的或未煮熟的淡水鱼、虾
   D. 切生熟、食的刀具和砧板要分开
   E. 不要用嘴含活鱼嬉戏

136. 华支睾吸虫成虫寄生于肝胆管内引起病理变化有(　　　)。
   A. 阻塞性黄疸　　B. 胆道结石　　C. 胆管炎　　　D. 胆囊炎
   E. 胆汁性肝硬化

137. 华支睾吸虫的病原学诊断方法有(　　　)。
   A. 粪便直接涂片法　　　B. 加藤法　　　C. 自然沉淀法
   D. 十二指肠液引流　　　E. 以上都对

138. 华支睾吸虫能在广大地区存在的主要原因是(　　　)。
   A. 成虫在宿主体内的寿命长　　B. 对宿主的要求特异性不高
   C. 中间宿主分布广泛　　　D. 淡水鱼中多,分布广
   E. 对自然环境要求不高

139. 华支睾吸虫病在一个地区流行的关键因素是(　　　)。
   A. 传染源的存在　　　B. 第一中间宿主淡水螺的存在
   C. 第二中间宿主鱼、虾的存在　　　D. 粪便直接入水
   E. 人群有吃生的或未煮熟的淡水鱼、虾的习惯

140. 华支睾吸虫的主要危害性为(　　　)。
   A. 引起肝细胞坏死、肝硬化　　　B. 多种淡水螺为第一中间宿主
   C. 多种淡水鱼为第二中间宿主
   D. 淡水虾也可作为本虫第二中间宿主
   E. 保虫宿主在动物界数量多分布广

141. 有关华支睾吸虫卵的描述,不正确的是(　　　)。
   A. 是蠕虫卵中最小者　　　B. 卵壳较厚,黄褐色
   C. 卵壳后端有一小疣
   D. 卵内有一个卵细胞和多个卵黄细胞
   E. 有卵盖,两侧有肩峰样突起

142. 关于华支睾吸虫病流行因素的描述,哪项除外,其余均正确?(　　　)。
   A. 华支睾吸虫对宿主的要求特异性不高,是其能在广大地区存在的主

要原因之一

B. 人畜粪便污染水源是中间宿主感染的重要原因

C. 流行区的人群有生食、半生食蝲蛄或石蟹的习惯

D. 保虫宿主种类多,感染重,分布广,是本病易流行的重要传染源

E. 加强卫生宣教,改变不良的饮食习惯是预防本病的最好方法

143. 华支睾吸虫对人体的危害主要是(　　　　)。

A. 腹部多种脏器受损　　　　B. 肝脏胆管,特别是次级胆管受损最重

C. 胰腺坏死　　D. 小肠炎　　E. 慢性结肠炎

144. 检查华支睾吸虫较敏感的方法有(　　　　)。

A. 粪便自然沉淀法　　　　　　B. 醛醚离心沉淀法

C. 十二指肠引流法　　　　　　D. 酶联免疫吸附法

E. 粪便直接涂片

145. 华支睾吸虫的主要保虫宿主是(　　　　)。

A. 淡水螺类　　B. 淡水鱼、虾　　　C. 水生植物

D. 哺乳类动物　　E. 家禽类

146. 华支睾吸虫成虫的形态特点描述错误的是(　　　　)。

A. 虫体背腹扁平,前端稍窄,后端钝圆

B. 口吸盘略大于腹吸盘,口吸盘位于虫体前端,腹吸盘位于虫体前1/5 处

C. 受精囊在睾丸与卵巢间,呈椭圆形,明显可见

D. 睾丸前后排列呈分支状

E. 肠支在腹吸盘前一分为二,在虫体后 1/3 处又合二为一

147. 华支睾吸虫的感染是由于(　　　　)。

A. 食入感染性虫卵　　　B. 与疫水接触,尾蚴钻入皮肤

C. 媒介昆虫叮咬　　　　D. 食入含有囊蚴的淡水鱼虾

E. 食入含有囊蚴的蝲蛄或石蟹

148. 华支睾吸虫寄生于人体的(　　　　)。

A. 肝细胞内　　B. 肠系膜静脉　　　C. 次级肝胆管内

D. 腹腔　　E. 肺脏

149. 患者,吉林省朝鲜族人,男,28 岁,因高热、黄疸于 1979 年 11 月 23 日急诊入院。入院后进行剖腹探查,见胆道梗阻,放 T 形管引流,引流液中见到虫体。虫体大小为 1~2 cm,背腹扁平,略透明,前端尖后端钝圆。首先应考虑是(　　　　)寄生虫感染。

A. 肝片形吸虫　　B. 姜片虫　　　C. 华支睾吸虫

D. 钩虫　　　　　E. 肝毛细线虫

(150～152 题共用题干)

患者,山东青岛郊区人,22 岁,男,身高 98 cm,1973 年 7 月 23 日就诊。检查见肝脏肿大,以左侧肿大为主,伴有轻度压痛。自述 20 世纪 60 年代初,因家庭生活困难,经常到小河捕鱼,用火烧烤食用。事后身体发育缓慢,肝区隐痛,食欲减退,粪便检查有大量似芝麻粒样的虫卵。

150. 应考虑是哪种寄生虫感染的可能性(   )。
    A. 姜片吸虫   B. 日本血吸虫   C. 华支睾吸虫
    D. 肝片吸虫   E. 卫氏并殖吸虫

151. 除粪便检查虫卵外也可采用(   )。
    A. 粪便直接涂片法   B. 粪便水洗沉淀集卵法
    C. 粪便饱和盐水漂浮法   D. 肛门拭子法
    E. 十二指肠引流液检查法

152. 最常用的治疗药物为(   )。
    A. 阿苯达唑   B. 吡喹酮   C. 氯喹   D. 枸橼酸乙胺嗪
    E. 青蒿素

153. 人体寄生虫中最小的蠕虫卵是(   )。
    A. 华支睾吸虫卵   B. 卫氏并殖吸虫卵   C. 日本血吸虫卵
    D. 布氏姜片吸虫卵   E. 斯氏狸殖吸虫卵

154. 华支睾吸虫成虫寄生于人体的(   )。
    A. 肝脏   B. 肠系膜静脉   C. 腹腔   D. 肝胆管
    E. 肺脏

155. 华支睾吸虫对人的危害主要是(   )。
    A. 肝脏损害   B. 肺脏损害   C. 小肠黏膜溃疡
    D. 胰腺炎   E. 脑损害

156. 布氏姜片吸虫的中间宿主为(   )。
    A. 赤豆螺   B. 川卷螺   C. 扁卷螺   D. 钉螺
    E. 泥泞拟钉螺

157. 布氏姜片吸虫的保虫宿主主要是(   )。
    A. 牛   B. 猪   C. 猫   D. 犬   E. 羊

158. 含有布氏姜片吸虫囊蚴的水生植物称为(   )。
    A. 植物媒介   B. 第一中间宿主   C. 第二中间宿主
    D. 保虫宿主   E. 转续宿主

159. 确诊布氏姜片吸虫病的依据是(   )。
    A. 腹痛、腹泻   B. 外周血嗜酸性粒细胞增高
    C. 消瘦、水肿、全身无力   D. 有生食水生植物的习惯

E. 粪便检查发现虫卵

160. 姜片虫病的感染方式主要是（   ）。

    A. 生食水生植物   B. 生吃或吃未煮熟的鱼、虾

    C. 生食未煮熟的肉   D. 接触疫水

    E. 吃醉蟹

161. 姜片虫病流行的关键因素是（   ）。

    A. 传染源的存在   B. 虫卵有入水的机会   C. 水中有扁卷螺

    D. 水生植物作媒介存在   E. 生食水生植物的习惯

162. 生活史中只需 1 个中间宿主的吸虫是（   ）。

    A. 华支睾吸虫   B. 卫氏并殖吸虫   C. 斯氏狸殖吸虫

    D. 布氏姜片吸虫   E. 以上都不是

163. 肺吸虫病的病原治疗药物是（   ）。

    A. 甲苯达唑   B. 左旋咪唑   C. 噻嘧啶

    D. 枸橼酸乙胺嗪   E. 吡喹酮

164. 人体感染肺吸虫是通过（   ）。

    A. 吃了污染有肺吸虫卵的食物

    B. 肺吸虫尾蚴经皮肤感染

    C. 生吃或半生吃含有肺吸虫蚴的淡水螺

    D. 生吃或半生吃含有肺吸虫囊蚴的溪蟹或蝲蛄

    E. 生吃或半生吃淡水鱼、虾

165. 预防肺吸虫病的主要措施是（   ）。

    A. 治疗病人   B. 不接触疫水   C. 不吃生的或半生的淡水螺

    D. 不吃生的或半生的淡水鱼虾   E. 不吃生的或半生的溪蟹蝲蛄

166. 崔×，男，15 岁，咳嗽，胸痛、低热一年余，痰中曾有暗红色块。按结核治疗未见效。检查：白细胞总数 13000/ mm³，中性粒细胞 55%，淋巴球 20%，嗜酸性粒细胞 25%；胸片：右肺上部有囊样阴影。可能患（   ）。

    A. 旋毛虫病   B. 日本血吸虫病   C. 肺吸虫病

    D. 华支睾吸虫病   E. 钩虫病

167. 肺吸虫病的主要传染源与保虫宿主是（   ）。

    A. 食肉动物   B. 淡水蟹、虾   C. 淡水鱼、虾

    D. 淡水螺   E. 昆虫

168. 卫氏并殖吸虫病的确诊依据是（   ）。

    A. 有生吃溪蟹史   B. 长期咳嗽咯血   C. 有游走性皮下小结

    D. 肺吸虫皮试阳性   E. 以上都不是

169. 卫氏并殖吸虫的第一中间宿主是（   ）。

A. 钉螺　　　B. 川卷螺　　　　C. 扁卷螺　　　　D. 豆螺

E. 拟钉螺

170. 卫氏并殖吸虫的感染阶段是(　　　　　)。

A. 感染性虫卵　　　　B. 丝状蚴　　　　C. 囊蚴　　　　D. 尾蚴

E. 毛蚴

171. 卫氏并殖吸虫的主要形态特征为(　　　　　)。

A. 呈葵花籽状　　　B. 睾丸与子宫并列　　　C. 卵巢与卵黄腺并列

D. 口、腹吸盘并列　　　E. 二睾丸并列、卵巢与子宫并列

172. 卫氏并殖吸虫的第二中间宿主是(　　　　　)。

A. 溪蟹、蝲蛄　　　B. 淡水鱼、虾　　　C. 淡水螺类

D. 海鱼　　　E. 水生植物

173. 人感染卫氏并殖吸虫的方式为(　　　　　)。

A. 生食或半生食淡水鱼　　　　B. 生食或半生食溪蟹

C. 生食或半生食淡水螺　　　　D. 生食或半生食牛肉

E. 生食水生植物

174. 卫氏并殖吸虫生活史中,犬、虎、狼为(　　　　　)。

A. 第一中间宿主　　　B. 第二中间宿主　　　C. 保虫宿主

D. 转续宿主　　　　E. 中间宿主

175. 卫氏并殖吸虫病的传染源是(　　　　　)。

A. 病人　　　B. 带虫者　　　C. 虎、狼　　　D. 猫、犬

E. 以上均是

176. 卫氏并殖吸虫病患者的症状有(　　　　　)。

A. 咳嗽、咳痰　　　B. 腹痛、腹泻　　　D. 头痛、癫痫

D. 皮下包块　　　E. 以上均是

177. 卫氏并殖吸虫病的病原学诊断为(　　　　　)。

A. 人痰液查成虫　　　B. 粪便查成虫　　　C. 痰液和粪便查虫卵

D. 尿液查虫卵　　　E. 十二指肠液查虫卵

178. 雌雄异体的寄生虫是(　　　　　)。

A. 肺吸虫　　　B. 华支睾吸虫　　　C. 日本血吸虫

D. 猪肉绦虫　　　E. 牛肉绦虫

179. 日本血吸虫的主要致病阶段是(　　　　　)。

A. 成虫　　　B. 虫卵　　　C. 毛蚴　　　D. 尾蚴　　　E. 童虫

180. 日本血吸虫主要寄生于人体的(　　　　　)。

A. 膀胱静脉丛　　　B. 胃底静脉　　　C. 门脉-肠系膜静脉

D. 脾静脉　　　E. 骨盆静脉丛

181. 日本血吸虫的保虫宿主主要是(　　　　)。
　　A. 鸡、鸭等禽类　　　　B. 钉螺　　　　C. 牛、犬、猪等哺乳动物
　　D. 无症状感染者　　　　E. 慢性患者

182. 日本血吸虫卵的致病作用主要在于(　　　　)。
　　A. 大量虫卵机械阻塞血管　　　　　　B. 虫体的压迫和破坏作用
　　C. 虫卵卵壳抗原刺激引起炎症反应　　　　D. 虫卵毛蚴的毒素溶解组织
　　E. 卵内毛蚴分泌物引起超敏反应及肉芽肿形成

183. 日本血吸虫在钉螺体内发育阶段是(　　　　)。
　　A. 一代胞蚴、一代雷蚴、尾蚴　　　　B. 二代胞蚴、尾蚴
　　C. 一代胞蚴、二代雷蚴、尾蚴　　　　D. 二代雷蚴、尾蚴
　　E. 一代胞蚴、尾蚴

184. 人体感染血吸虫后，最早可能在粪便中检出虫卵的时间是(　　　　)。
　　A. 1个半月　　　　B. 2个半月　　　　C. 1个月　　　　D. 2个月
　　E. 半个月

185. 日本血吸虫对人体危害最大的虫期是(　　　　)。
　　A. 尾蚴　　　　B. 毛蚴　　　　C. 童虫　　　　D. 胞蚴　　　　E. 虫卵

186. 日本血吸虫虫卵肉芽肿在人体肝内导致肝病变的特点是(　　　　)。
　　A. 门脉性肝硬化　　　　B. 胆汁性肝硬化　　　　C. 干线性肝硬化
　　D. 淤血性肝硬化　　　　E. 坏死性肝硬化

187. 异位血吸虫病最常见的部位是(　　　　)。
　　A. 肺、皮肤　　　　B. 脑、脾　　　　C. 脾、肾　　　　D. 胰、脾
　　E. 脑、肺

188. 日本血吸虫卵的形态描述以下哪项不正确?(　　　　)
　　A. 卵圆形　　　　B. 有一小盖　　　　C. 一侧有一小棘
　　D. 未成熟虫卵内含卵细胞和胚胎　　　　E. 淡黄色

189. 直肠黏膜活组织检查可用于诊断的吸虫病有(　　　　)。
　　A. 布氏姜片虫病　　　　B. 日本血吸虫病　　　　C. 卫氏并殖吸虫病
　　D. 华支睾吸虫病　　　　E. 肝片形吸虫病

190. 日本血吸虫病在我国分布地区有(　　　　)。
　　A. 长江以北地区　　　　B. 西北牧区　　　　C. 东北地区
　　D. 长江流域及以南地区　　　　E. 华北地区

191. 血吸虫尾蚴逸出的水不包括(　　　　)。
　　A. 江水　　　　B. 湖水　　　　C. 河水　　　　D. 海水　　　　E. 溪水

192. 我国长江以北地区没有血吸虫病的流行主要是因为(　　　　)。
　　A. 河流少　　　　B. 无传染源　　　　C. 人群抵抗力强

D. 无钉螺　　　E. 以上均不是

193. 日本血吸虫病传播途径中最重要环节是（　　　）。
　　A. 虫卵污染水源及阳性钉螺的存在　　　B. 带虫者和患者居多
　　C. 有多种家畜作为传染源　　　D. 有多种野生哺乳动物保虫宿主
　　E. 多种昆虫作为传播媒介

194. 在血吸虫流行区类型中不可能存在的为（　　　）。
　　A. 高山森林型　　　B. 平原水网型　　　C. 山区型
　　D. 丘陵型　　　E. 湖沼型

195. 日本血吸虫的常见寄生部位为（　　　）。
　　A. 肝脏　　　B. 结肠　　　C. 皮肤　　　D. 脾脏　　　E. 肠系膜

196. 在血吸虫严重感染时对人体组织损害除肠以外多见于（　　　）。
　　A. 胸膜　　　B. 胆道　　　C. 脑　　　D. 肝　　　E. 肺

197. 儿童反复大量感染血吸虫影响脑垂体前叶功能可表现为（　　　）。
　　A. 侏儒症　　　B. 肠组织纤维化　　　C. 消化道出血
　　D. 腹水　　　E. 巨脾

198. 血吸虫免疫逃避可能与下列哪项无关？（　　　）
　　A. 人类具先天免疫力
　　B. 虫体表面有宿主抗原阻断对抗原的识别
　　C. 血吸虫抗原发生变异　　　D. 有期的特异性
　　E. 释放某些蛋白酶降低免疫功能

199. 血吸虫病免疫效应的机理不包括（　　　）。
　　A. 激发抗体来自成虫　　　B. 抗体依赖细胞介导的细胞毒作用
　　C. 宿主对成虫产生剧烈的免疫反应　　　D. 血清抗体与补体协同作用
　　E. 寄生虫抗原变异

200. 日本血吸虫卵能进入肠腔，随粪便排出体外的最主要原因是（　　　）。
　　A. 肠蠕动增强　　　B. 腹内压增加　　　C. 血管内压增加
　　D. 卵内毛蚴分泌物破坏肠壁　　　E. 毒素破坏肠壁

201. 日本血吸虫卵沉积于肝窦前静脉，致广泛阻塞，引起（　　　）。
　　A. 梗阻性黄疸　　　B. 肝肿大、肝功能严重受损
　　C. 门脉高压症候群　　　D. 明显的消化不良
　　E. 消化道大出血

202. 联合国开发计划署、世界银行和世界卫生组织在全球范围内重点防治热带病中的寄生虫病是（　　　）。
　　A. 卫氏并殖吸虫病　　　B. 布氏姜片吸虫病　　　C. 华支睾吸虫病
　　D. 斯氏狸殖吸虫病　　　E. 血吸虫病

203. 关于日本血吸虫形态和结构的描述,正确的是(　　　)。
　　A. 虫体背腹扁平　　　　　　　B. 雌雄异体
　　C. 有两个分枝状的睾丸　　　　D. 有完整的消化道
　　E. 口吸盘位于虫体的前端,腹吸盘位于虫体的中部

204. 尾蚴尾部分叉的吸虫为(　　　)。
　　A. 华支睾吸虫　　　　B. 布氏姜片吸虫　　　　C. 卫氏并殖吸虫
　　D. 斯氏狸殖吸虫　　　E. 日本血吸虫

205. 没有卵盖的吸虫卵为(　　　)。
　　A. 日本血吸虫卵　　　B. 华支睾吸虫卵　　　C. 卫氏并殖吸虫卵
　　D. 布氏姜片吸虫卵　　E. 斯氏狸殖吸虫卵

206. 日本血吸虫的中间宿主为(　　　)。
　　A. 赤豆螺　　　B. 扁卷螺　　　C. 川卷螺　　　D. 钉螺
　　E. 拟钉螺

207. 以尾蚴为感染阶段的吸虫是(　　　)。
　　A. 华支睾吸虫　　　　B. 布氏姜片吸虫　　　　C. 卫氏并殖吸虫
　　D. 斯氏狸殖吸虫　　　E. 日本血吸虫

208. 日本血吸虫在钉螺体内的发育过程为(　　　)。
　　A. 毛蚴、胞蚴、雷蚴、尾蚴
　　B. 毛蚴、母胞蚴、子胞蚴、尾蚴
　　C. 毛蚴、胞蚴、母雷蚴、子雷蚴、尾蚴
　　D. 毛蚴、胞蚴、雷蚴、尾蚴、囊蚴
　　E. 毛蚴、母胞蚴、子胞蚴、尾蚴、囊蚴

209. 日本血吸虫的保虫宿主是(　　　)。
　　A. 急性血吸虫病患者　　　　　B. 慢性血吸虫病患者
　　C. 牛、鼠、羊等哺乳动物　　　D. 鸡、鸭等禽类
　　E. 以上均不是

210. 日本血吸虫在人体中移行,需经过以下哪个部位发育为成虫?(　　　)
　　A. 胃　　　B. 结肠　　　C. 小肠　　　D. 肺脏　　　E. 横膈

211. 日本血吸虫对人的危害主要是由于虫卵(　　　)。
　　A. 机械性阻塞血管　　　B. 作为异物,刺激周围组织发生炎症
　　C. 分泌的可溶性虫卵抗原导致虫卵肉芽肿
　　D. 沉积在组织、器官中压迫周围组织
　　E. 虫卵死亡后造成周围组织的变态反应

212. 日本血吸虫虫卵主要沉积于人体的(　　　)。
　　A. 肝脏　　　B. 小肠肠壁　　　C. 膀胱组织

D. 结肠肠壁　　　　E. 肝脏和结肠肠壁

213. 人感染日本血吸虫是由于皮肤接触了（　　　　）。

A. 急性血吸虫病病人的粪便　　　　B. 慢性血吸虫病病人的粪便

C. 晚期血吸虫病病人的粪便　　　　D. 水中的日本血吸虫尾蚴

E. 水中的日本血吸虫毛蚴

214. 日本血吸虫感染人体到粪便中能查到虫卵的时间一般为（　　　　）。

A. 10 天　　　B. 20 天　　　C. 30 天　　　D. 两个月

E. 半年

215. 日本血吸虫引起人肝硬化为（　　　　）。

A. 淤血性肝硬化　　　　B. 干线型肝硬化　　　　C. 胆汁型肝硬化

D. 门脉性肝硬化　　　　E. 坏死性肝硬化

216. 日本血吸虫感染人体后产生的免疫力能杀伤再进入体内的（　　　　）。

A. 雌虫　　　B. 雄虫　　　C. 童虫　　　D. 虫卵

E. 以上均正确

217. 人感染日本血吸虫产生的免疫为（　　　　）。

A. 带虫免疫　　　B. 伴随免疫　　　C. 终身免疫

D. 缺少有效的保护性免疫　　　　E. 以上都不是

218. 日本血吸虫的传染源主要为（　　　　）。

A. 急性血吸虫病病人　　　B. 病牛　　　C. 含尾蚴的水体

D. 钉螺　　　　E. 病人和病牛

219. 毛蚴孵化法可用于确诊（　　　　）。

A. 华支睾吸虫病　　　B. 卫氏并殖吸虫病　　　C. 斯氏狸殖吸虫病

D. 日本血吸虫病　　　E. 布氏姜片吸虫病

220. 肠黏膜活组织检查可用于确诊（　　　　）。

A. 布氏姜片吸虫病　　　B. 日本血吸虫病　　　C. 斯氏狸殖吸虫病

D. 华支睾吸虫病　　　E. 卫氏并殖吸虫病

221. 在我国日本血吸虫病主要流行于（　　　　）。

A. 长江流域　　　　B. 长江流域及其以南地区

C. 长江流域及其以北地区　　　D. 西北部牧区　　　E. 东北部地区

222. 日本血吸虫病在我国的流行现状是（　　　　）。

A. 已消灭了血吸虫病　　　B. 已达到了基本消灭血吸虫病的标准

C. 部分地区已基本控制或消灭了血吸虫病,有些地区血吸虫感染有回升趋势

D. 血吸虫病的发病率逐年上升　　　E. 晚期血吸虫病患者明显增多

223. 日本血吸虫成虫寄生于人体的（　　　　）。

    A. 肝脏　　　B. 小肠　　　　C. 肠系膜动脉　　　D. 肠系膜静脉

    E. 直肠、乙状结肠

224. 毛蚴孵化法可用于确诊(　　　　)。

    A. 华支睾吸虫病　　　　B. 卫氏并殖吸虫病　　　　C. 斯氏狸殖吸虫病

    D. 日本血吸虫病　　　　E. 布氏姜片吸虫病

225. 肠黏膜活组织检查可用于确诊(　　　　)。

    A. 布氏姜片吸虫病　　　　B. 日本血吸虫病　　　　C. 斯氏狸殖吸虫病

    D. 华支睾吸虫病　　　　E. 卫氏并殖吸虫病

226. 在我国日本血吸虫病主要流行于(　　　　)。

    A. 长江流域　　　　　　　　B. 长江流域及其以南地区

    C. 长江流域及其以北地区　　　D. 西北部牧区

    E. 东北部地区

227. 斯氏狸殖吸虫病主要临床表现为(　　　　)。

    A. 游走性皮下小结　　　B. 咯血　　　C. 腹痛、腹泻

    D. 肝脾肿大　　　　E. 皮炎

228. 有关肝片形吸虫卵的描述不正确的是(　　　　)。

    A. 属大型蠕虫卵之一　　　　B. 卵壳较厚,淡黄褐色

    C. 卵呈椭圆形　　　　D. 卵内有一个发育成熟的毛蚴

    E. 有一个不明显的卵盖

229. 肝片形吸虫在人体的发育途径为(　　　　)。

    A. 囊蚴经口食入,在肠内脱囊后,童虫逸出,沿胆总管入肝胆管

    B. 囊蚴经口食入,在肠内脱囊后,童虫逸出进入血流,经门静脉系统进
入肝胆管

    C. 囊蚴经口食入,在肠内脱囊后,童虫逸出穿过肠壁,经腹腔进入肝脏,
在肝胆管内发育为成虫

    D. 囊蚴经口食入,在十二指肠脱囊后,童虫入血流经体循环,经门静脉
入肝胆管

    E. 囊蚴经皮肤血流移行到肝胆管内

230. 肝片形吸虫的中间宿主是(　　　　)。

    A. 钉螺　　　B. 椎实螺类　　　C. 纹沼螺　　　D. 川卷螺

    E. 扁卷螺

231. 肝片形吸虫的致病阶段是(　　　　)。

    A. 虫卵　　　B. 囊蚴　　　C. 童虫　　　D. 成虫

    E. 童虫和成虫均可致病

232. 斯氏狸殖吸虫与卫氏并殖吸虫比较,以下哪点是错误的? (　　　　)

A. 虫卵均在水中发育为毛蚴钻入淡水螺

B. 第二中间宿主均为溪蟹

C. 感染阶段均为囊蚴

D. 均为查痰液中的虫卵确诊

E. 均可引起皮下包块

233. 斯氏狸殖吸虫的终宿主为（　　　　）。

A. 人　　　B. 果子狸　　　C. 溪蟹　　　　D. 小豆螺

E. 拟钉螺

234. 人是以下何种寄生虫的转续宿主？（　　　　）

A. 华支睾吸虫　　　B. 布氏姜片吸虫　　　C. 斯氏狸殖吸虫

D. 日本血吸虫　　　E. 以上均不是

235. 关于绦虫形态的描述，错误的是（　　　　）。

A. 虫体背腹扁平　　　B. 虫体分节　　　C. 雌雄异体

D. 无消化道　　　E. 头节上有吸盘或吸槽等固着器官

236. 绦虫成虫具有生长能力的是（　　　　）。

A. 头节　　　B. 颈部　　　C. 幼节　　　D. 成节　　　E. 孕节

237. 以下哪项不是绦虫的发育阶段？（　　　　）

A. 钩毛蚴　　　B. 囊尾蚴　　　C. 囊蚴　　　D. 裂头蚴

E. 棘球蚴

238. 圆叶目和假叶目绦虫的共同点是（　　　　）。

A. 虫卵均需在水中发育　　　B. 只需1个中间宿主

C. 成节有子宫孔　　　　　D. 虫卵均有卵盖

E. 成虫头节有吸盘或吸槽等固着器官

239. 属于假叶目的绦虫为（　　　　）。

A. 曼氏迭宫绦虫　　　B. 肥胖带绦虫　　　C. 链状带绦虫

D. 细粒棘球绦虫　　　E. 多房棘球绦虫

240. 局部贴敷生肉，可能感染（　　　　）。

A. 猪带绦虫病　　　B. 曼氏迭宫绦虫病　　　C. 曼氏裂头蚴病

D. 细粒棘球绦虫病　　　E. 微小膜壳绦虫病

241. 生活史需两个中间宿主的绦虫是（　　　　）。

A. 猪带绦虫　　　B. 牛带绦虫　　　C. 微小膜壳绦虫

D. 细粒棘球绦虫　　　E. 曼氏迭宫绦虫

242. 虫卵有卵盖的绦虫是（　　　　）。

A. 猪带绦虫　　　B. 曼氏迭宫绦虫　　　C. 牛带绦虫

D. 细粒棘球绦虫　　　E. 多房棘球绦虫

243. 虫卵不是感染阶段的绦虫是( )。
 A. 猪带绦虫　　　　　B. 细粒棘球绦虫　　　　C. 曼氏迭宫绦虫
 D. 微小膜壳绦虫　　　E. 多房棘球绦虫

244. 除经口感染人体外,还可经其他途径进入人体的绦虫有( )。
 A. 猪带绦虫　　　　　　B. 细粒棘球绦虫　　　　C. 牛带绦虫
 D. 曼氏迭宫绦虫　　　　E. 微小膜壳绦虫

245. 下列哪些绦虫的中绦期幼虫基本不寄生于人体?( )
 A. 猪带绦虫　　　　　　B. 牛带绦虫　　　　C. 细粒棘球绦虫
 D. 微小膜壳绦虫　　　　E. 曼氏迭宫绦虫

246. 通过夺取营养造成人体损害的寄生虫主要是( )。
 A. 链状带绦虫囊尾蚴　　　B. 肥胖带绦虫　　　C. 华支睾吸虫
 D. 斯氏狸殖吸虫童虫　　　E. 卫氏并殖吸虫

247. 链状带绦虫的感染阶段为( )。
 A. 虫卵　　B. 囊尾蚴　　C. 似囊尾蚴　　　D. 虫卵与囊尾蚴
 E. 虫卵与似囊尾蚴

248. 链状带绦虫对人危害最大的阶段是( )。
 A. 成虫　　B. 虫卵　　　C. 囊尾蚴　　D. 似囊尾蚴
 E. 六钩蚴

249. 人既可作为中间宿主,又可作为终宿主的寄生虫是( )。
 A. 链状带绦虫　　　B. 肥胖带绦虫　　　C. 华支睾吸虫
 D. 布氏姜片吸虫　　E. 日本血吸虫

250. 食生猪肉可能患( )。
 A. 囊虫病　　　　　　B. 猪带绦虫病　　　C. 华支睾吸虫病
 D. 布氏姜片吸虫病　　E. 日本血吸虫病

251. 关于链状带绦虫成虫的描述,正确的是( )。
 A. 虫体乳白色,长 4～8 m　　　B. 虫体由 1000～2000 节组成
 C. 头节呈方形,有吸盘、顶突　　D. 成节卵巢分左、右二叶
 E. 孕节的子宫侧枝数为 7～13 支

252. 引起皮下包块的寄生虫是( )。
 A. 华支睾吸虫　　　B. 链状带绦虫　　　C. 肥胖带绦虫囊尾蚴
 D. 链状带绦虫囊尾蚴　　E. 肥胖带绦虫

253. 引起人脑部病变的寄生虫为( )。
 A. 链状带绦虫　　　B. 肥胖带绦虫　　　C. 链状带绦虫囊尾蚴
 D. 肥胖带绦虫囊尾蚴　　E. 布氏姜片吸虫

254. 引起人眼部病变的寄生虫为( )。

A. 华支睾吸虫　　　　B. 链状带绦虫　　　　C. 布氏姜片吸虫

D. 肥胖带绦虫　　　　E. 链状带绦虫囊尾蚴

255. 确诊猪带绦虫病的诊断方法主要有（　　　　）。

A. 粪便直接涂片法查虫卵　　B. 饱和盐水漂浮法查虫卵

C. 粪便水洗沉淀法查虫卵　　D. 检获粪便中的孕节,观察子宫侧枝数

E. 以上均不是

256. 预防链状带绦虫感染的关键是（　　　　）。

A. 加强粪便管理　　　B. 加强肉类检疫　　　C. 改进养猪方法

D. 治疗病人　　　　　E. 改进不良的饮食习惯,注意饮食卫生

257. 关于链状带绦虫和肥胖带绦虫的描述,不正确的是（　　　　）。

A. 两种绦虫的虫卵相似　　　　B. 成虫均可寄生于人的小肠

C. 囊尾蚴均可寄生于人体　　　D. 成虫的头节均有吸盘

E. 均属圆叶目绦虫

258. 肥胖带绦虫的终宿主为（　　　　）。

A. 牛　　　B. 骆驼　　　C. 羊　　　D. 人　　　E. 猪

259. 吡喹酮可用于治疗（　　　　）。

A. 猪带绦虫病　　　B. 囊虫病　　　C. 牛带绦虫病

D. 华支睾吸虫病　　E. 以上均可

260. 细粒棘球绦虫对人的感染阶段是（　　　　）。

A. 虫卵　　　B. 棘球蚴　　　C. 囊尾蚴　　　D. 钩毛蚴

E. 胞蚴

261. 细粒棘球绦虫的幼虫期称为（　　　　）。

A. 囊尾蚴　　　B. 六钩蚴　　　C. 棘球蚴　　　D. 裂头蚴

E. 似囊尾蚴

262. 细粒棘球绦虫病传染源下列错误的是（　　　　）。

A. 狼　　　B. 羊　　　C. 豺　　　D. 牧犬　　　E. 家犬

263. 棘球蚴砂是指囊液内含有（　　　　）。

A. 原头蚴、生发囊、子囊和虫卵　　　B. 石灰小体

C. 只有生发囊　　　D. 只有子囊　　　E. 原头蚴、生发囊、子囊

264. 下列除哪项外都是棘球蚴砂的组成部分?（　　　　）

A. 生发囊　　　B. 包囊　　　C. 子囊　　　D. 孙囊

E. 原头蚴

265. 棘球蚴病的传染源是（　　　　）。

A. 犬　　　B. 羊　　　C. 猪　　　D. 马　　　E. 牛

266. 棘球蚴最常寄生于人体的（　　　　）。

A. 肝脏   B. 肺脏   C. 脑   D. 脾脏   E. 内脏

267. 下列特点除哪项外均为细粒棘球绦虫所具有的？（   ）

A. 成虫寄生于犬科动物的小肠内

B. 幼虫为棘球蚴

C. 棘球囊液具有很强的抗原性

D. 棘球蚴主要寄生在中间宿主的肝脏、肺脏内

E. 人体感染是由于食入含有棘球蚴的肉类所致

268. 细粒棘球绦虫对人体的主要致病阶段是（   ）。

A. 成虫   B. 虫卵   C. 六钩蚴   D. 棘球蚴

E. 囊尾蚴

269. 细粒棘球绦虫的成虫寄生在（   ）。

A. 马和牛的小肠   B. 人的小肠   C. 狗的小肠

D. 人的肝脏   E. 人的腹腔

270. 细粒棘球绦虫成虫由哪一种节片组成？（   ）

A. 头节   B. 幼节   C. 成节   D. 孕节

E. 以上各一节

271. 细粒棘球蚴在人体脏器内最常见部位为（   ）。

A. 脑   B. 肺   C. 肝   D. 肠系网膜   E. 脾

272. 细粒棘球绦虫引起症状哪一项不存在？（   ）

A. 肛门瘙痒   B. 痉挛性哮喘   C. 肝肿大

D. 棘球蚴病性恶病质   E. 腹腔内巨大囊肿

273. 造成包生绦虫严重流行的条件哪一条是不正确的？（   ）

A. 虫卵对环境的污染   B. 病畜内脏处理不当

C. 增加狗、野狗、狼等动物感染机会   D. 人粪便污染牧草及水源

E. 缺乏预防疾病的卫生知识

274. 细粒棘球蚴流行区多见于（   ）。

A. 牧区   B. 农村   C. 山区   D. 丘陵   E. 水乡

275. 棘球蚴病禁忌诊断性穿刺的主要原因是容易引起（   ）。

A. 出血、感染   B. 感染、继发性棘球蚴病

C. 过敏性休克、出血   D. 发热、黄疸

E. 过敏性休克、继发性棘球蚴病

(276~279 题共用题干)

患者,男,30 岁,维吾尔族,伊犁地区牧民。2001 年 4 月 3 日因上腹部饱胀、肝区有轻微疼痛、食欲减退等就诊。病程中无发热、黄疸及剧烈腹痛。CT 检查疑为肝癌,抗癌治疗无效。查体:消瘦,右肋下缘触及 9 cm 大的肿块。表面光滑,有轻

度压痛。无黄疸,无腹水。CT 示:右肝有 1 个 8 cm×9 cm 低密度液性区。

276. 最可能的寄生虫是(　　　　)。

  A. 阿米巴肝脓肿　　　　　　　　　B. 棘球蚴病

  C. 日本血吸虫卵引起的肝脏纤维化　　D. 泡球蚴

  E. 内脏利什曼病

277. 首选的检查方法是(　　　　)。

  A. 腹部核磁共振　　　B. 腹部 CT　　　C. X 线

  D. B 型超声　　　　　E. 免疫学试验

278. 术前诊断禁忌事项(　　　　)。

  A. IHA　　　　B. 询问病史　　　　C. 流行病学资料　　　D. 穿刺

  E. ABC-ELISA

279. 本病首选的治疗措施是(　　　　)。

  A. 阿苯达唑药物治疗　　　　　B. 吡喹酮药物药物治疗

  C. 病变较大首选手术治疗　　　D. 左旋咪唑药物治疗

  E. 氯喹＋伯氨喹药物治疗

280. 除哪种绦虫外,下列所有绦虫的虫卵均相似?(　　　　)

  A. 细粒棘球绦虫　　　B. 猪带绦虫　　　C. 多房棘球绦虫

  D. 牛带绦虫　　　　　E. 微小膜壳绦虫

281. 既可经中间宿主传播,又可不经过中间宿主完成生活史的绦虫是
(　　　　)。

  A. 微小膜壳绦虫　　　B. 牛带绦虫　　　C. 细粒棘球绦虫

  D. 猪带绦虫　　　　　E. 多房棘球绦虫

282. 微小膜壳绦虫的感染阶段是(　　　　)。

  A. 虫卵　　B. 囊尾蚴　　C. 似囊尾蚴　　　D. 六钩蚴

  E. 虫卵、似囊尾蚴

283. 微小膜壳绦虫的幼虫期是(　　　　)。

  A. 囊尾蚴　　B. 棘球蚴　　C. 多房棘球蚴

  D. 裂头蚴　　E. 似囊尾蚴

284. 在常见的人体内寄生的绦虫中,虫体最小的一种是(　　　　)。

  A. 微小膜壳绦虫　　　B. 缩小膜壳绦虫　　　C. 多房棘球绦虫

  D. 细粒棘球绦虫　　　E. 阔节裂头绦虫

285. 终宿主是人或鼠的绦虫是(　　　　)。

  A. 细粒棘球绦虫　　　B. 猪带绦虫　　　C. 多房棘球绦虫

  D. 牛带绦虫　　　　　E. 微小膜壳绦虫

286. 多房棘球蚴寄生于人体可致(　　　　)。

  A. 包虫病   B. 泡球蚴病   C. 原尾蚴病   D. 囊尾蚴病

  E. 裂头蚴病

287. 多房棘球蚴病主要累及的器官是（　　　　）。

  A. 肝脏   B. 肺脏   C. 脑组织   D. 肠   E. 脾脏

288. 多房棘球绦虫感染人引起的疾病又称（　　　　）。

  A. 细粒棘球绦虫病   B. 泡球蚴病   C. 肥胖带绦虫病

  D. 包生虫病   E. 小型绦虫病

289. 猪巨吻棘头虫的感染阶段为（　　　　）。

  A. 虫卵   B. 棘头蚴   C. 棘头体

  D. 感染性棘头体   E. 棘头体和感染性棘头体

290. 猪巨吻棘头虫的感染方式为（　　　　）。

  A. 经口   B. 经皮肤   C. 输血

  D. 直接接触   E. 媒介昆虫叮咬

291. 猪巨吻棘头虫的中间宿主为（　　　　）。

  A. 虱   B. 金蝇   C. 天牛、金龟子   D. 蚤   E. 蚊

292. 导致猪巨吻棘头虫病流行的最重要的传染源为（　　　　）。

  A. 猪、野猪   B. 猫   C. 人   D. 天牛、金龟子

  E. 狼

（293～295 题共用题干）

  患者,男性,17 岁,因头痛、发热、呕吐,逐渐加重 4 天,口角向左侧歪斜,尿便失禁,急诊入院。患者既往健康。患者每年夏天常到河中游泳、洗澡。入院体检:体温 39.3 ℃,表情痛苦。右侧鼻唇沟变浅,颈部有抵抗感,右侧上下肢肌力 0 级,对侧肌张力正常,Kemig 征阳性。脑脊液检查:压力 80 滴/分,无色透明,WBC 50/μl,单核细胞 95%,中性粒细胞 5%,蛋白质 1250 mg/L,葡萄糖 3.1 mmol/L,氯化物 217 mmol/L,潘氏试验阳性。入院初诊为脑膜炎。经激素、抗结核、抗病毒等治疗,病情恶化,意识由嗜睡进入昏迷,次日凌晨死亡。

293. 患者应考虑何种疾病？（　　　　）

  A. 结核性脑膜炎   B. 乙型脑炎   C. 耐格里属阿米巴脑膜脑炎

  D. 原发性脑膜脑炎   E. 脑型疟

294. 患者感染本虫的方式是（　　　　）。

  A. 经口进入   B. 游泳时经皮肤钻入感染

  C. 游泳时经鼻腔侵入感染   D. 经蚊虫叮咬   E. 经白蛉叮咬

295. 患者预后如何？（　　　　）

  A. 持续恶化,多在发病后 2～3 个月死亡

  B. 持续恶化,多在发病后 5～7 天死亡

C. 经治疗 2～3 个月后痊愈

D. 经治疗可转化为慢性

E. 经治疗可转化为慢性,但不能治愈

(296～299 题共用备选答案)

A. 溶组织内阿米巴可致　　　B. 棘阿米巴可致

C. 耐格里属阿米巴可致　　　D. 弓形虫可致

E. 广州管圆线虫可致

296. 嗜酸性粒细胞性脑膜炎(　　　)。

297. 原发性阿米巴脑膜脑炎(　　　)。

298. 阿米巴角膜炎(　　　)。

299. 阿米巴脑脓肿(　　　)。

(300～303 题共用备选答案)

A. 第三期幼虫　　　B. 阿米巴型滋养体　　　C. 滋养体其棘状突

D. 速殖子　　　E. 四核包囊

300. 广州管圆线虫感染期是(　　　)。

301. 棘阿米巴感染期是(　　　)。

302. 耐格里属阿米巴感染期是(　　　)。

303. 溶组织内阿米巴感染期是(　　　)。

304. 查溶组织内阿米巴包囊常用的方法是(　　　)。

A. 碘液涂片法　　　B. 饱和盐水浮聚法　　　C. 离心沉淀法

D. 生理盐水涂片法　　　E. 薄、厚血膜涂片法

305. 溶组织内阿米巴的感染阶段为(　　　)。

A. 一核包囊　　　B. 滋养体　　　C. 二核包囊

D. 四核包囊　　　E. 滋养体和包囊

306. 溶组织内阿米巴的感染方式为(　　　)。

A. 经皮肤　　　B. 经口　　　C. 经媒介昆虫

D. 接触　　　E. 经胎盘

307. 溶组织内阿米巴生活史的基本过程是(　　　)。

A. 肠腔内滋养体、组织内滋养体、肠腔内滋养体

B. 包囊、肠腔内滋养体、包囊

C. 肠腔内滋养体、包囊、肠腔内滋养体

D. 肠腔内滋养体、组织内滋养体、肠腔内滋养体、包囊

E. 包囊、肠腔内滋养体、组织内滋养体

308. 关于溶组织内阿米巴滋养体,以下哪项选择是错误的?(　　　)

A. 滋养体的运动细胞器是伪足　　　B. 可排出体外

　　C. 可随血流到肝、肺等组织大量繁殖　　　　D. 吞噬红细胞

　　E. 可随血流到肝、肺等组织形成包囊

309. 溶组织内阿米巴的致病阶段是（　　　　）。

　　A. 肠腔内滋养体　　　　　　　　　　　B. 组织内滋养体

　　C. 肠腔内滋养体和组织内滋养体　　　　D. 包囊

　　E. 以上各期均有一定的致病力

310. 溶组织内阿米巴的致病作用与下列哪种因素有关？（　　　　）

　　A. 宿主的免疫机能状态　　　B. 虫株的毒力　　　C. 细菌的协同作用

　　D. 宿主的肠道内环境　　　E. 与上述因素都有关

311. 阿米巴痢疾的典型病理变化是（　　　　）。

　　A. 对组织的溶解破坏作用而形成烧瓶样溃疡

　　B. 形成虫卵肉芽肿

　　C. 虫体寄生在宿主细胞内大量繁殖导致宿主细胞破坏

　　D. 虫体代谢产物引起的炎症反应

　　E. 抗原抗体复合物所致的变态反应

312. 人体感染溶组织内阿米巴后，大多数表现为（　　　　）。

　　A. 带囊状态　　　　B. 阿米巴痢疾　　　　C. 阿米巴肝脓肿

　　D. 阿米巴肺脓肿　　　E. 阿米巴脑脓肿

313. 最常见的肠外阿米巴病为（　　　　）。

　　A. 阿米巴肝脓肿　　　B. 阿米巴肺脓肿　　　　C. 阿米巴脑脓肿

　　D. 皮肤型阿米巴病　　　E. 原发性阿米巴脑膜脑炎

314. 引起肠道损伤的原虫有（　　　　）。

　　A. 齿龈内阿米巴　　　B. 卡氏棘阿米巴　　　　C. 福氏耐格里阿米巴

　　D. 溶组织内阿米巴　　　E. 结肠内阿米巴

315. 溶组织内阿米巴生活史的两个时期是指（　　　　）。

　　A. 组织内滋养体和肠腔内滋养体　　　B. 滋养体和包囊

　　C. 环状体和配子体　　　　　　　　D. 速殖子和缓殖子

　　E. 雌配子体和雄配子体

316. 可能检出溶组织内阿米巴包囊的标本是（　　　　）。

　　A. 成形粪便　　　B. 脓血粘液便　　　C. 肝脓肿穿刺液

　　D. 脓血痰液　　　E. 肺脓肿穿刺液

317. 阿米巴病的防治与以下哪个因素有关？（　　　　）

　　A. 治疗病人和带囊者　　　B. 加强粪便管理　　　C. 保护水源

　　D. 消灭苍蝇、蟑螂等传播媒介　　　E. 与上述因素都有关

318. 确诊阿米巴痢疾病人的主要依据是（　　　　）。

A. 腹痛、腹泻   B. 粪便中查到红细胞

C. 黏液血便中查到白细胞   D. 粪便中查到有吞噬红细胞的滋养体

E. 粪便中查到包囊

319. 急性阿米巴痢疾最常用的实验诊断方法是（   ）。

A. 直接涂片法   B. 饱和盐水浮聚法   C. 透明胶纸法

D. 厚、薄血膜涂片法   E. 碘液染色法

320. 因误食粪便污染的食物，人体不会感染下列哪种阿米巴原虫？（   ）

A. 福氏耐格里阿米巴   B. 结肠内阿米巴   C. 溶组织内阿米巴

D. 布氏嗜碘阿米巴   E. 微小内蜒阿米巴

321. 以下哪种医学昆虫可传播阿米巴病？（   ）

A. 白蛉   B. 中华按蚊   C. 淡色库蚊

D. 微小按蚊   E. 苍蝇

322. 溶组织内阿米巴流行与防治的下述特点，哪项是错误的？（   ）

A. 农村的感染率高于城市   B. 带囊者为该病的传染源

C. 只有儿童、孕妇可受到感染   D. 苍蝇可造成该病的传播

E. 预防该病要注意个人卫生和饮食卫生

323. 治疗阿米巴肝脓肿和阿米巴痢疾的首选药物是（   ）。

A. 二氯尼特糠酸酯   B. 甲苯达唑   C. 甲硝唑（尼立达唑）

D. 氯喹   E. 乙胺嘧啶

324. 在溶组织内阿米巴感染者的诊断方法中，以下哪种方法只能用于辅助诊断，而不能确诊？（   ）

A. 生理盐水涂片法查滋养体   B. 碘液涂片法查包囊

C. 乙状结肠镜检查肠黏膜溃疡，并取材镜检滋养体

D. 肝脓肿穿刺液检查滋养体

E. 酶联免疫吸附试验检查抗阿米巴抗体

325. 以下哪种疾病不是溶组织内阿米巴引起的？（   ）

A. 阿米巴痢疾   B. 阿米巴肝脓肿   C. 原发性阿米巴脑膜脑炎

D. 阿米巴脑脓肿   E. 阿米巴肺脓肿

326. Entamoeba dispar Brumpt 1925 是（   ）。

A. 一种寄生人体的条件致病内阿米巴

B. 一种非致病的人体内阿米巴

C. 与溶组织内阿米巴有同等致病力的内阿米巴种

D. 一种致病的尚未确定的内阿米巴种

E. 一种目前尚无法认定的阿米巴种

327. 鉴别内阿米巴虫种的重要的形态学依据为（   ）。

A. 细胞的大小   B. 细胞核的数目与核仁大小

C. 细胞质内含物的性质   D. 细胞核内染色质的形态学

E. 细胞运动器

328. 溶组织内阿米巴生活史期中对人致病的阶段是(   )。

A. 包囊期   B. 小滋养体期   C. 大滋养体期

D. 小滋养体期与大滋养体期   E. 各期均有一定的致病力

329. 溶组织内阿米巴的主要致病机理为(   )。

A. 吞噬作用   B. 溶酶作用   C. 细胞毒作用

D. 伪足破坏   E. 触杀与胞溶

330. 感染溶组织内阿米巴后多数发展为带虫状态,这是因为(   )。

A. 该虫具有条件致病的特点   B. 发病与感染虫株的毒力有关

C. 发病与宿主免疫状态密切相关   D. 发病受多种环境因素影响

E. 与上述因素都相关

331. 自由生活的阿米巴增殖方式是(   )。

A. 二分裂繁殖   B. 裂体增殖   C. 有性增殖

D. 内二芽殖法增殖   E. 世代交替

332. 棘阿米巴引起肉芽肿性阿米巴脑炎,病变中可查到(   )。

A. 只有滋养体   B. 只有包囊   C. 滋养体和包囊同时存在

D. 只有包囊后期   E. 只有滋养体前期

333. 因误食粪便污染的食物,人体不会感染下列哪种阿米巴原虫?(   )

A. 福氏耐格里阿米巴   B. 结肠内阿米巴   C. 溶组织内阿米巴

D. 布氏嗜碘阿米巴   E. 微小内蜒阿米巴

334. 患者因近视配戴接触镜,20 天后,出现视力模糊,有异物感,畏光,流泪,发现角膜红肿,有炎症反应。根据以上症状应考虑是何种寄生虫感染的可能性?(   )

A. 溶组织内阿米巴   B. 棘阿米巴   C. 耐格里属阿米巴

D. 结膜吸吮线虫   E. 眼囊虫病

335. 一儿童患者因嬉闹,不慎有一异物接触眼睛,7 天后出现呼吸道症状,伴有高热、呕吐,2 天后出头痛头晕,迅速出现瘫痪、昏迷等症状。经治疗无效死亡。根据以上体征,应考虑是何种寄生虫病感染?(   )

A. 溶组织内阿米巴脑脓肿   B. 棘阿米巴脑炎

C. 耐格里属阿米巴脑炎   D. 病毒性脑炎

E. 弓形虫脑炎

336. 对人致病力较强的两种阿米巴原虫是(   )。

A. 结肠内阿米巴和溶组织内阿米巴

　　　B. 微小内蜒阿米巴和溶组织内阿米巴

　　　C. 布氏嗜碘阿米巴和溶组织内阿米巴

　　　D. 溶组织内阿米巴和福氏耐格里阿米巴

　　　E. 结肠内阿米巴和福氏耐格里阿米巴

337. 福氏耐格里阿米巴可引起（　　　　）。

　　　A. 阿米巴肺脓肿　　　B. 阿米巴肝脓肿　　　C. 阿米巴痢疾

　　　D. 原发性阿米巴脑膜脑炎　　　E. 皮肤型阿米巴病

338. 对怀疑为黑热病的患者，首选的检查方法是（　　　　）。

　　　A. 淋巴结穿刺涂片检查　　　B. 肝脏穿刺涂片检查

　　　C. 外周血涂片检查　　　D. 骨髓穿刺涂片检查

　　　E. 免疫学检查

339. 杜氏利什曼原虫在人体哪一内脏组织病变最明显？（　　　　）

　　　A. 血液　　　B. 淋巴结　　　C. 骨髓　　　D. 脾　　　E. 肝

340. 在黑热病症状中哪一项是不正确的？（　　　　）

　　　A. 不规则发热　　　B. 脾大　　　C. 贫血　　　D. 白细胞减少

　　　E. 在儿童很少感染

341. 黑热病的病原检查其中最重要的为（　　　　）。

　　　A. 皮肤刮取物检查　　　B. 动物接种　　　C. 活组织检查

　　　D. 利什曼原虫培养法　　　E. 骨髓淋巴结穿刺涂片找到利什曼原虫

342. 在我国黑热病流行区的类型时下列哪一项是不正确的？（　　　　）

　　　A. 山丘型　　　B. 荒漠型　　　C. 分散型　　　D. 自然疫源型

　　　E. 平原型

343. 以下哪种原虫完成生活史只需要一种宿主？（　　　　）

　　　A. 蓝氏贾第鞭毛虫　　　B. 杜氏利什曼原虫　　　C. 刚地弓形虫

　　　D. 疟原虫　　　E. 上述所有原虫

344. 在蓝氏贾第鞭毛虫生活史中（　　　　）。

　　　A. 只有滋养体时期

　　　B. 既有滋养体时期，又有包囊时期

　　　C. 既有前鞭毛体时期，又有无鞭毛体时期

　　　D. 既有滋养体时期，又有包囊、假包囊时期

　　　E. 只有包囊时期

345. 蓝氏贾第鞭毛虫的感染阶段为（　　　　）。

　　　A. 一核包囊　　　B. 二核包囊　　　C. 四核包囊

　　　D. 滋养体　　　E. 滋养体和包囊

346. 蓝氏贾第鞭毛虫的侵入途径为（　　　　）。

　　A. 经口　　　　　B. 经皮肤　　　　C. 经媒介昆虫　　　　D. 接触

　　E. 经胎盘

347. 蓝氏贾第鞭毛虫的主要寄生部位是（　　　　）。

　　A. 泌尿系统　　　　B. 回盲部　　　　C. 十二指肠

　　D. 淋巴系统　　　　E. 肠系膜静脉

348. 检查蓝氏贾第鞭毛虫包囊常用的方法是（　　　　）。

　　A. 碘液涂片法　　　　　B. 离心沉淀法　　　　C. 饱和盐水浮聚法

　　D. 生理盐水涂片法　　　E. 厚血膜涂片法

349. 十二指肠引流可检查哪种寄生原虫？（　　　　）

　　A. 溶组织内阿米巴　　　　B. 杜氏利什曼原虫　　　　C. 阴道毛滴虫

　　D. 人毛滴虫　　　　　　　E. 蓝氏贾第鞭毛虫

350. 下列哪种原虫可引起肠道损伤？（　　　　）

　　A. 阴道毛滴虫　　　　B. 杜氏利什曼原虫　　　　C. 蓝氏贾第鞭毛虫

　　D. 福氏耐格里阿米巴　　　E. 口腔毛滴虫

351. 苍蝇可传播下列哪种寄生虫病？（　　　　）

　　A. 黑热病　　　　　　B. 滴虫性阴道炎　　　　C. 贾第虫病

　　D. 滴虫性尿道炎　　　E. 原发性阿米巴脑膜脑炎

352. 人感染蓝氏贾第鞭毛虫多数表现为（　　　　）。

　　A. 腹痛、腹泻　　　　B. 胃肠道功能紊乱　　　　C. 贾第虫病

　　D. 无症状带囊者　　　E. 胆囊炎、胆管炎

353. 人的粪便处理不当，可能引起哪种寄生原虫病的流行？（　　　　）

　　A. 口腔毛滴虫　　　　B. 蓝氏贾第鞭毛虫　　　　C. 阴道毛滴虫

　　D. 齿龈内阿米巴　　　E. 杜氏利什曼原虫

354. 下列哪项不是贾第虫病的防治原则？（　　　　）

　　A. 治疗病人和带囊者　　　　B. 加强粪便管理

　　C. 保护水源，防止污染　　　　D. 消灭白蛉等传播媒介

　　E. 注意饮食卫生

355. 阴道毛滴虫的取材主要部位是（　　　　）。

　　A. 阴道口　　　B. 子宫颈　　　C. 阴道后穹窿

　　D. 阴道前穹窿　　　　　　　E. 尿道

356. 检查阴道毛滴虫常用的方法是（　　　　）。

　　A. 涂片染色法　　　　B. 培养法　　　　C. 厚涂片法

　　D. 生理盐水涂片法　　　E. 离心沉淀法

357. 阴道毛滴虫的感染期是（　　　　）。

　　A. 包囊　　　B. 四核包囊　　　C. 滋养体

D. 大滋养体   E. 配子体

358. 阴道毛滴虫传播途径是(   )。
    A. 经直接接触   B. 经皮肤   C. 经胎盘
    D. 经间接接触   E. A 和 D

359. 甲硝唑常用于治疗(   )。
    A. 阴道毛滴虫   B. 弓形虫   C. 疟原虫
    D. 利什曼原虫   E. 肝吸虫

360. 下列哪种寄生虫可造成泌尿生殖系统炎症病变?(   )
    A. 隐孢子虫   B. 蓝氏贾第鞭毛虫   C. 溶组织内阿米巴
    D. 弓形虫   E. 阴道毛滴虫

361. 滴虫性阴道炎的防治措施中,下列哪项与此无关?(   )
    A. 治疗病人和带虫者   B. 口服药物甲硝唑   C. 注意饮食卫生
    D. 注意个人卫生及经期卫生   E. 改进公共卫生设施

362. 滴虫性阴道炎最常见症状是(   )。
    A. 尿频、尿急   B. 外阴瘙痒、白带增多   C. 前列腺炎
    D. 宫颈炎   E. 子宫内膜炎

363. 阴道毛滴虫运动细胞器是(   )。
    A. 尾鞭毛   B. 伪足   C. 纤毛   D. 付基体
    E. 波动膜

364. 滴虫性阴道炎主要发病机理是(   )。
    A. 滴虫侵入阴道上皮   B. 滴虫大量增殖
    C. 滴虫增强乳酸杆菌的糖原酵解作用
    D. 滴虫妨碍乳酸杆菌的糖原酵解作用
    E. 离散因子使阴道黏膜细胞脱落

365. 生活史中只有滋养体时期的原虫是(   )。
    A. 蓝氏贾第鞭毛虫   B. 溶组织内阿米巴   C. 杜氏利什曼原虫
    D. 阴道毛滴虫   E. 结肠内阿米巴

366. 一次疟疾的典型发作主要症状是(   )。
    A. 出汗、寒战、发热   B. 恶心、呕吐、头昏   C. 寒战、发热、出汗
    D. 出汗、发热、寒战   E. 发热、疲倦、出汗

367. 取血检查恶性疟原虫常能查到的时期是(   )。
    A. 环状体、大滋养体   B. 大滋养体、裂殖体   C. 环状体、裂殖体
    D. 大滋养体、配子体   E. 环状体、配子体

368. 传播间日疟原虫的主要媒介是(   )。
    A. 中华按蚊   B. 埃及伊蚊   C. 三带喙库蚊

D. 白纹伊蚊　　　E. 致倦库蚊

369. 在蚊体内既发育又增殖的是（　　　　）。
A. 疟原虫　　　B. 丝虫　　　C. 杜氏利什曼原虫
D. 鼠疫杆菌　　　E. 普氏立克次体

370. 人感染疟原虫后在临床上表现的免疫类型是（　　　）
A. 缺乏有效免疫　　　B. 带虫免疫　　　C. 伴随免疫
D. 消除免疫　　　E. 以上都不是

371. 红细胞内寄生的疟原虫其主要能量来源的物质是（　　　　）。
A. 脂肪酸　　　B. 氨基酸　　　C. 葡萄糖　　　D. 磷脂
E. 蔗糖

372. 鉴别间日疟原虫雌雄配子体的形态最主要的依据是（　　　　）。
A. 原虫的大小　　　B. 疟色素的分布　　　C. 虫体染色后的颜色深浅
D. 细胞核的特点　　　E. 原虫的外形

373. 间日疟原虫在人体内进行（　　　）。
A. 裂体增殖和配子体形成　　　B. 配子生殖和孢子增殖
C. 二分裂法增殖　　　D. 出芽生殖　　　E. 世代交替

374. 不作为疟疾发作致病的因素是（　　　　）。
A. 裂殖子　　　B. 疟色素　　　C. 红细胞碎片
D. 变性的血红蛋白　　　E. 疟原虫残余物

375. 间日疟原虫的寄生特点不包括（　　　　）。
A. 出现棕色的薛氏点　　　B. 晚期滋养体发育成裂殖体
C. 大滋养体寄生的红细胞胀大　　　D. 胞质淡蓝似环称环状体
E. 侵入红细胞发育早期有深红色的核

376. 以下哪种损害与疟原虫无关？（　　　）
A. 脾肿大　　　B. 肺损害　　　C. 血细胞减少
D. 贫血　　　E. 周期性寒战、高热、出汗、退热

377. 用薄血膜法检查疟原虫的问题以下哪一项不正确？（　　　）
A. 疟原虫形态典型　　　B. 不能进行虫种鉴定　　　C. 检出率低
D. 镜检费时　　　E. 血量较少

378. 用厚血膜检查疟原虫的主要缺点是（　　　　）。
A. 缩短检出时间　　　B. 疟原虫形态可发生改变　　　C. 可提高检出率
D. 要求取血量多　　　E. 操作较薄血膜法复杂

379. 用薄血膜检查疟原虫必须充分晾干的主要理由为（　　　　）。
A. 可防灰尘污染　　　B. 便于及时检查　　　C. 防止染色时血膜脱落
D. 便于及时染色　　　E. 可及时固定

380. 检查疟原虫的厚血膜法的做法为:刮取一滴血置制好薄血膜右侧,将血滴自内向外螺旋形涂片成直径若干大小、较均匀的厚血膜( )。

A. 2 cm B. 0.8~1 cm C. 0.5 cm D. 0.2 cm

E. 0.1 cm

381. 检查疟原虫的厚薄血膜在同一玻片制备时应注意( )。

A. 血膜不晾干不固定 B. 勿将水带至厚血膜上

C. 勿将甲醇带至厚血膜上 D. 厚血膜先溶血晾干后再用甲醇固定

E. 薄血膜可直接用甲醇固定

382. 最常用检查疟原虫病原的方法为( )。

A. 荧光素吖啶橙染色法 B. 厚薄血膜同片制作法 C. 薄血膜法

D. 厚血膜法 E. 免疫法

383. 检查间日疟较理想的采血时间为( )。

A. 发作后数小时至 10 小时 B. 发作后 10~15 小时

C. 发作后 15~20 小时 D. 发作后 1 天以上

E. 发作刚开始

384. 疟疾流行因素中下列哪项不正确?( )

A. 只有雌性配子体现症患者是疟疾的传染源

B. 人口流动传染源可传入非疟区

C. 合适温度、湿度有利于按蚊滋生繁殖

D. 输血也可导致疟疾

E. 微小按蚊也可作为传播疟疾的媒介

385. 以下哪一项与疟疾暴发流行无关?( )

A. 防蚊设备 B. 气候干燥 C. 按蚊滋生面积

D. 经济状况 E. 人群免疫力

386. 在肝细胞内寄生的原虫有( )。

A. 疟原虫 B. 阴道毛滴虫 C. 溶组织内阿米巴

D. 结肠阿米巴原虫 E. 蓝氏贾第鞭毛虫

387. 疟原虫与蚊子的关系( )。

A. 经卵传递式 B. 发育繁殖式 C. 繁殖式

D. 发育式 E. 机械性携带式

388. 血检恶性疟原虫配子体适宜的采血时间是在周围血中出现环状体之后( )。

A. 数小时 B. 1 周内 C. 10 个多小时后 D. 3 周

E. 10 天后

389. 可引起疟疾再燃的虫期为( )。

A. 缓发型子孢子　　　　B. 速发型子孢子　　　　C. 红内期无性体

D. 红内期有性体　　　　E. 红外期裂殖子

390. 疟原虫的主要致病时期是（　　　）。

A. 红细胞外期裂殖体　　　　　　B. 红细胞内期无性体

C. 红细胞内期配子体　　　　　　D. 子孢子

E. 红外期裂殖子

391. 疟疾的再燃是由于（　　　）。

A. 肝脏内残存的疟原虫进入血液

B. 血液内有残存的红内期的疟原虫

C. 迟发型子孢子进入血液

D. 速发型子孢子进入血液

E. 休眠期疟原虫进入血流

392. 疟疾患者红细胞受破坏或溶解，除了由于寄生的疟原虫成熟裂殖体引起红细胞破坏外，还可由于（　　　）。

A. 肾脏病变　　　B. 血小板减少引起　　　C. 免疫病理变化引起

D. 骨髓造血功能亢进　　　　E. 巨噬细胞增生引起

393. 输血可能感染（　　　）。

A. 丝虫　　　B. 痢疾阿米巴　　　C. 疟原虫　　　D. 血吸虫

E. 隐孢子虫

394. 下列疟原虫生活史中可引起按蚊感染的阶段是（　　　）。

A. 卵囊　　　B. 子孢子　　　C. 配子体

D. 红细胞内裂体增殖期引起疟疾发作阶段

E. 肝细胞内休眠期引起疟疾复发有关的阶段

395. 弓形虫的终宿主是（　　　）。

A. 野生动物　　　B. 啮齿类动物　　　C. 猫科动物

D. 犬科动物　　　E. 人

396. 隐孢子虫感染者的病原学诊断为（　　　）。

A. 粪便中查卵囊　　　B. 粪便中查滋养体　　　C. 粪便中查合子

D. 粪便中查配子体　　　E. 粪便中查裂殖体

397. 隐孢子虫感染多为（　　　）。

A. 急性感染　　　B. 隐性感染　　　C. 无隐性感染

D. 慢性感染　　　E. 急性感染与慢性感染

398. 在免疫力下降时，隐孢子虫感染可（　　　）。

A. 仍为隐性感染　　　B. 无临床症状　　　C. 抑制隐孢子虫发育

D. 杀灭隐孢子虫　　　E. 出现症状，引起隐孢子虫病

399. 隐孢子虫感染阶段与侵入途径是（　　　　）。
　　A. 滋养体,经口　　　　B. 卵囊,经口　　　　C. 裂殖体,经飞沫
　　D. 卵囊,经飞沫　　　　E. 裂殖体,经口

400. 隐孢子虫在人体的主要寄生部位是（　　　　）。
　　A. 肝　　　B. 肺　　　C. 脑　　　D. 小肠　　　E. 血液

401. 隐孢子虫病的临床表现主要是（　　　　）。
　　A. 胸痛　　　B. 腹泻　　　C. 脓血便　　　D. 贫血
　　E. 泌尿生殖道炎症

402. 人类感染隐孢子虫的传染源主要来自（　　　　）。
　　A. 储存宿主　　　B. 病人　　　C. 带虫者
　　D. 环境污染物　　　E. 以上都不是

403. 结肠小袋纤毛虫感染阶段及侵入途径是（　　　　）。
　　A. 滋养体,经口　　　B. 包囊,经口　　　C. 滋养体,经皮肤
　　D. 包囊,经皮肤　　　E. 滋养体,经蝇机械携带

404. 以下哪种原虫可引起痢疾症状?（　　　　）。
　　A. 疟原虫　　　B. 隐孢子虫　　　C. 刚地弓形虫
　　D. 卡氏肺孢子虫　　　E. 结肠小袋纤毛虫

405. 结肠小袋纤毛虫的诊断方法和检查时期是（　　　　）。
　　A. 直接涂片法,检查滋养体和包囊　　　B. 直接涂片法,仅查到包囊
　　C. 直接涂片法,仅查到滋养体　　　D. 十二指肠引流法,检查包囊
　　E. 十二指肠引流法,检查滋养体

406. 结肠小袋纤毛虫主要寄生部位为（　　　　）。
　　A. 结肠　　　B. 十二指肠　　　C. 回肠　　　D. 直肠　　　E. 空肠

407. 结肠小袋纤毛虫主要临床症状有（　　　　）。
　　A. 咳嗽　　　B. 血尿　　　C. 肠梗阻　　　D. 脾脓肿
　　E. 腹泻和黏液血便

408. 下面哪种节肢动物主要是通过接触传播?（　　　　）
　　A. 硬蜱　　　B. 恙螨　　　C. 革螨　　　D. 疥螨　　　E. 尘螨

409. 寄生在组织内引起致病的节肢动物是（　　　　）。
　　A. 硬蜱　　　B. 软蜱　　　C. 尘螨　　　D. 疥螨　　　E. 革螨

410. 下列医学昆虫中,属不完全变态的是（　　　　）。
　　A. 蚊　　　B. 蝇　　　C. 白蛉　　　D. 虱　　　E. 蚤

二、名词解释

1. 保虫宿主　2. 人体寄生虫学　3. 共栖　4. 共生　5. 寄生关系　6. 寄生

7. 寄生虫　8. 寄生虫的生活史　9. 感染阶段　10. 带虫者　11. 寄生虫病　12. 隐性感染　13. 世代交替　14. 中间宿主　15. 终宿主　16. 转续宿主　17. 幼虫移行症　18. 生物源性蠕虫　19. 土源性蠕虫　20. 专性寄生虫　21. 机会致病性寄生虫　22. 分泌排泄抗原　23. 虫体抗原　24. 消除性免疫　25. 非消除性免疫　26. 带虫免疫　27. 免疫逃避　28. 血吸虫的伴随免疫　29. 传染源　30. 传播途径　31. 易感人群　32. 人兽共患寄生虫病　33. 蛔蚴性或钩蚴性肺炎　34. 幼虫移行　35. 钩蚴皮炎　36. 逆行感染　37. 微丝蚴的夜现周期性　38. 异位寄生　39. 伴随免疫　40. 毛蚴孵化法　41. 血吸虫的免疫逃避　42. 尾蚴性皮炎　43. 虫卵肉芽肿　44. 棘球蚴砂　45. 环卵沉淀试验(COPT)　46. 异位血吸虫病　47. 中绦期　48. 囊虫病　49. 包虫病　50. 自身体内重复感染　51. 疟疾的发作　52. 疟疾的再燃　53. 旅游者腹泻　54. 出丝现象　55. 疟疾的复发　56. 虫媒传播型　57. 机械性传播　58. 生物性传播　59. 昆虫的不完全变态　60. 昆虫的变态。

三、填空题

1. 两种生物生活在一起,其中一方从共同生活中获利,另一方既不受益,也不受害,这种关系称之为_____。

2. 在生活史中寄生虫全部或至少有部分阶段营寄生生活,这种寄生虫叫_____。

3. 寄生虫病的流行受_____、_____和_____的影响。

4. 寄生虫病的防治要采取_____、_____和_____的综合性防治措施。

5. 参与抗寄生虫的 ADCC 反应的细胞主要有_____、_____和_____。

6. 造成寄生虫病流行的基本条件是_____、_____和_____。

7. 幼虫移行症包括_____和_____幼虫移行症。

8. 在流行病学上,人兽共患寄生虫病的感染动物是该种人体寄生虫的_____。

9. 自人体排出的蛔虫卵有_____和_____。_____卵呈宽椭圆形,表面有凸凹不平的蛋白质膜,被胆汁染成棕黄色,卵细胞与卵壳之间有_____。

10. 线虫的生命周期包括_____、_____及_____3 个阶段。

11. 似蚓蛔线虫的雌虫尾部钝圆,雄虫尾部向腹面_____,有一对镰状_____。

12. 蛔虫对人体的危害主要是因_____寄生引起的并发症,最常见的异位寄生并发症是_____、_____、_____。

13. 蛔虫和钩虫的幼虫移行均经肺部,但二者发育过程不同,蛔蚴在肺部____

__,而钩蚴在肺部_____。

14. 蠕形住肠线虫成虫前端角皮膨大形成_____,咽管末端膨大呈球形,称为_____。

15. 蠕形住肠线虫雌虫通常在宿主_____时,在_____产卵。

16. 根据蠕形住肠线虫成虫产卵的习性,蛲虫病最常用的诊断方法为_____,取材时间应在_____。

17. 儿童在夜间睡眠时,常用手抓肛周皮肤痒处,可能因_____雌虫在肛周_____活动引起。

18. 毛首鞭形线虫卵呈_____形,_____色,虫卵两端各有一个透明的塞状突起,称为_____。

19. 毛首鞭形线虫成虫主要寄生在人体的_____。

20. 钩虫成虫寄生于人体_____部位,主要以_____为营养。

21. 钩虫成虫细小,虫体前端微向背侧_____,有一个发达的角质_____,内有_____齿或_____齿。

22. 钩虫雄虫尾端膨大,由角皮向后延伸形成膜质_____,其中有许多肌性突起,称_____,还有两根细长可以伸缩的_____。

23. 十二指肠钩虫成虫,头端和尾端均向背侧弯曲呈_____形,前端有_____,其内的腹侧缘有_____对_____齿。

24. 钩虫的幼虫在外界发育过程中,经历_____蚴和_____蚴两个阶段。

25. 钩虫的感染阶段是_____,侵入人体的方式主要是_____。

26. 十二指肠钩虫的幼虫对人体的危害主要是引起_____和_____。

27. 在我国钩虫感染较普遍,多为两种钩虫混合感染。但北方以_____感染为主,南方以_____感染为主。

28. 造成钩虫患者贫血的原因主要是_____、_____和_____。

29. 诊断钩虫病常用的粪检方法中,采用_____法,以检查虫卵;采用_____法,以检查幼虫。

30. 在我国流行的钩虫病的病原体主要有_____和_____。

31. 钩虫成虫寄生在人体可引起_____和_____。

32. 旋毛虫的成虫和幼虫可同时寄生于_____体内。但需转换_____后才能完成生活史的发育。

33. 旋毛虫对人体的致病过程可分为_____期、_____期和_____期。

34. 晚期丝虫病的症状和体征有_____、_____、_____等。

35. 丝虫的幼虫白天滞留于_____,而晚上出现于_____中。

36. 班氏和马来微丝蚴在光镜下的主要鉴别点是_____、_____、_____和_____。

37. 班氏丝虫和马来丝虫的中间宿主分别是_____和_____。

38. 外周血液中有_____的人是丝虫病的传染源。

39. 经皮肤感染的线虫有_____、_____,它们的感染方式分别为_____、_____。

40. 马来布鲁线虫成虫寄生于人体的_____,班氏吴策线虫除寄生于_____外,多寄生于_____。

41. 丝虫雌虫产的幼虫又称微丝蚴,该幼虫白天滞留在_____,夜间则出现在_____,这种现象称_____。

42. 人是班氏吴策线虫唯一的_____宿主。

43. 班氏吴策线虫微丝蚴体态_____,头间隙长宽比例约为_____,体核大小均匀、排列整齐、清晰可数,_____尾核。

44. 丝虫病的传染源主要是血中有_____的_____及带虫者。

45. 在我国引起丝虫病的病原体是_____和_____,两种丝虫病的病原学诊断主要是依据血液中的_____形态特征。

46. 以囊蚴为感染阶段的吸虫有_____、_____、_____。

47. 并殖吸虫卵卵盖的特征是_____、_____。

48. 卫氏并殖吸虫成虫主要寄生在人体_____,第一中间宿主为_____,第二中间宿主为_____及_____。

49. 布氏姜片吸虫的成虫寄生在人体的_____内,简称_____,主要的保虫宿主是_____,此病主要流行于_____的地区。

50. 布氏姜片吸虫尾蚴是附着在淡水中的水生植物_____或_____的表面形成囊蚴,水生植物是该虫的_____。

51. 人体寄生的蠕虫中,虫卵最小的是_____,最大的是_____。

52. 华支睾吸虫的毛蚴在淡水螺内发育过程是经_____、_____、_____等阶段,其第二中间宿主是_____和_____。

53. 肝吸虫的感染期为_____,病变主要发生于_____,治疗的首选药物为_____或_____。

54. 血吸虫的尾蚴属_____,分_____和_____。

55. 华支睾吸虫寄生于宿主的_____,其第一中间宿主为_____,第二中间宿主为_____,常见的保虫宿主为_____,感染期为_____,感染途径为_____。

56. 日本血吸虫雌虫在肠系膜静脉产出的卵主要沉积于_____及_____;部分可从_____排出体外,少数随_____沉积在门静脉系统以外的组织或器官。

57. 日本血吸虫与其他吸虫的生活史主要不同点是_____、_____。

58. 日本血吸虫病的病原学诊断方法常用_____法,在适宜条件下,毛蚴最快于_____小时就可孵出。

59. 血吸虫的生活史包括_____、_____、_____、_____、_____和成虫,雌虫产卵于_____。

60. 晚期血吸虫病可分为_____、_____、_____和侏儒型。主要合并症有_____和_____。

61. 可引起肝硬化的蠕虫有_____和_____。

62. 能引起人肺部损害的吸虫有_____、_____、_____。

63. 引起人兽共患寄生虫病的吸虫有_____、_____、_____、_____、_____。

64. 医学蠕虫分别属于_____门、_____门和_____门。

65. 成虫雄性生殖系统两睾丸并列的吸虫为_____、_____;睾丸前后排列的有_____、_____;具7个睾丸,串珠状排列的是_____。

66. 华支睾吸虫的第一中间宿主是_____,第二中间宿主是_____。

67. 华支睾吸虫在第一中间宿主体内的发育过程为_____、_____、_____、_____。

68. 华支睾吸虫的感染是由于人食用淡水鱼、虾中的_____。

69. 预防华支睾吸虫感染的关键是_____。

70. 治疗华支睾吸虫病常用的药物是_____。

71. 布氏姜片吸虫成虫以_____和_____附着于人的_____。

72. 布氏姜片吸虫的感染阶段为_____,感染方式为_____。

73. _____卵是人体寄生虫中最大的蠕虫卵。

74. 卫氏并殖吸虫成虫寄生于人的_____,虫卵随_____和_____排出体外。

75. 卫氏并殖吸虫的致病阶段为_____和_____。

76. 卫氏并殖吸虫卵的内容物为_____和_____,虫卵后端卵壳_____。

77. 卫氏并殖吸虫成虫寄生肺脏引起的基本病理变化过程为_____、_____、_____。

78. 卫氏并殖吸虫病患者咳出的痰呈_____。

79. 并殖吸虫卵卵盖的特征是_____、_____。

80. 寄生人体的血吸虫有_____、_____、_____、_____及_____,我国流行的是_____。

81. 日本血吸虫尾蚴经_____侵入人体,脱掉尾部转变为_____。

82. 日本血吸虫寄生于人及多种哺乳动物的_____,而虫卵随_____排出体外。

83. 日本血吸虫的致病阶段有_____、_____、_____;_____。其中对人危害最大的是_____。

84. 日本血吸虫虫卵沉积在组织器官中引起的基本病理变化为_____。

85. 日本血吸虫病所特有的免疫学诊断方法为_____和_____。

86. 日本血吸虫的防治原则是_____,_____,_____。

87. 日本血吸虫成虫在门静脉系统范围以外的静脉寄生称_____,血吸虫虫卵肉芽肿出现在门静脉系统以外的器官或组织称_____或_____,后者常见部位为_____和_____。

88. 晚期血吸虫病人临床上分为_____、_____及_____三型。

89. 日本血吸虫获得性免疫为_____,其抗原来源于_____。

90. 含有_____的水体称疫水。

91. 因吞食虫卵而感染的绦虫病有_____、_____和_____。

92. 经皮肤伤口感染的绦虫病是_____。

93. 寄生在人体肠道的绦虫主要有_____,_____,_____,_____。

94. 肥胖带绦虫成虫的链体约有节片_____节,本虫与链状带绦虫的区别主要是依据_____,_____和_____的形态结构。

95. 链状带绦虫的幼虫称为_____,在人体的常见寄生部位是_____,_____,_____,_____等,引起_____病。

96. 寄生在人体内的圆叶目绦虫主要有_____,_____,_____和_____。

97. 肥胖带绦虫的孕节易从人体_____逸出,故用_____法查虫卵检出率较高。

98. 绦虫成虫的节片可分为_____、_____、_____和_____。

99. 链状带绦虫头节呈_____形,其上有_____和_____。

100. 人食入_____而患猪带绦虫病,食入_____患囊虫病。

101. 肥胖带绦虫成虫长约_____,头节上有_____,孕节的子宫侧枝数为_____。

102. 肥胖带绦虫成虫寄生于人体_____,人因食入_____而患牛带绦虫病。

103. 人体感染猪囊虫病的方式有_____,_____,_____。

104. 皮下型囊虫病的病原学诊断方法为_____。

105. 微小膜壳绦虫是唯一可以不需要_____就完成生活史的绦虫。

106. 微小膜壳绦虫的_____可在肠道内孵出六钩蚴,进入肠绒毛发育成_____,返回肠道发育为成虫,造成自体内_____。

107. 人若误食含有似囊尾蚴的蚤类、甲虫等昆虫,可感染_____。

108. 微小膜壳绦虫对人的感染阶段有_____和_____,可引起_____病。

109. 人误食猪带绦虫卵及细粒棘球绦虫卵可患_____和_____病。

110. 棘球蚴结构由_____和_____组成,其中_____分为两层,外层为_____,内层为_____。

111. 棘球蚴砂包括_____,_____和_____。

112. 细粒棘球绦虫成虫寄生在_____类动物犬的体内,幼虫可寄生于人和_____类动物的体内。

113. 人是细粒棘球绦虫的_____宿主,犬、狼等食肉动物是其_____宿主。

114. 棘球蚴发育的大小可因寄生的_____和_____的不同而异。囊体在宿主体内破裂后,可引起宿主_____反应,继发_____。

115. 猪巨吻棘头虫主要寄生在人体的_____,人为其_____宿主。

116. 偶尔侵害人体引起严重损害的自由生活的阿米巴是_____和_____。

117. 弓形虫在_____细胞内增殖可形成假包囊,在各器官组织细胞内缓慢增殖、可形成_____。

118. 弓形虫感染的主要传染源来自终宿主_____排出的_____,以及中间宿主肉类中的_____。

119. 妊娠期感染_____有可能招致胎儿畸形或先天性愚型。

120. 在弓形虫的发育过程中有5种虫期,即_____、_____、_____及_____。前两种形态可见于_____,后三种虫期在_____发育。

121. 阴道毛滴虫主要寄居于女性_____,可引起_____及_____。

122. 阴道毛滴虫致病阶段、感染阶段均为_____,其繁殖方式_____。

123. 滴虫性阴道炎感染者,多数无临床症状,称为_____。

124. 阴道毛滴虫的传染源是女性_____和_____或男性_____。

125. 治疗滴虫性阴道炎常用药物是_____。

126. 碘液染色溶组织内阿米巴的未成熟包囊,可观察到1~2个_____、呈棒状的_____和棕红色的_____。

127. 溶组织内阿米巴的传染源是从粪便排出_____的感染者,包括_____和_____。

128. 溶组织内阿米巴病原学诊断包括粪便检查和病灶检查,后者只能查到_____时期。

129. 铁苏木素染色溶组织内阿米巴滋养体可观察到_____位于核中央、核膜内缘有大小均匀、排列整齐的_____。

130. 溶组织内阿米巴滋养体在外界很快_____,在流行中_____。

131. 溶组织内阿米巴的_____侵入肠壁静脉,可随血流至肝、肺、脑等组织引起炎症,形成脓肿。

132. 溶组织内阿米巴寄生于结肠,在一定条件下,可侵入肠壁组织形成溃疡,引起_____。

133. 溶组织内阿米巴包囊自粪便中排出具有_____的特点,所以需要多次检查,才能提高检出率。

134. 溶组织内阿米巴滋养体的细胞质可分为_____和_____,其运动方式为

　　　　　。

135. 溶组织内阿米巴的生活史由_____、_____、_____、_____阶段组成。

136. 贾第虫感染阶段为_____,经_____进入人体。

137. 由于贾第虫病在旅游者中多见,故又称_____。

138. 用_____检查贾第虫病病人稀便内的滋养体。

139. 贾第虫病的传染源是粪便内排有_____的_____和_____。

140. 病人、带虫者和多种感染动物均是隐孢子虫病的_____。

141. 间日疟原虫寄生于人体_____细胞及_____细胞内。疟原虫在人体内进行_____增殖,在按蚊体内进行_____生殖和_____增殖。

142. 经输血可传播的原虫病有_____及_____。

143. 寄生在人体内的疟原虫有_____、_____、_____、_____。

144. 在恶性疟患者的血涂片中,主要可查到_____和_____两个阶段。

145. 间日疟原虫的典型发作过程是_____、_____、_____。

146. 疟疾发作的主要原因是_____、_____、_____等一并进入血流,刺激体温中枢而造成的。

147. 凶险型疟疾多见于_____疟。

148. 在人体寄生的蠕形螨包括_____、_____两种,人类受感染途径是_____和_____。

149. 尘螨是强烈的过敏原,患者临床表现主要有_____和_____。

四、问答题

1. 什么叫寄生虫生活史? 其生活史分哪两种类型? 举例说明。

2. 寄生虫能对人体造成哪些损害?

3. 寄生虫病传播受哪些因素的制约和影响? 举例说明。

4. 寄生虫病的流行应具备哪些基本环节? 举例说明。

5. 阐述寄生虫病的地方性和季节性流行特点,举例说明。

6. 阐述寄生虫病的防治原则。

7. 旋毛虫的生活史与其他线虫有何主要不同点?

8. 试述似蚓蛔线虫对人体危害及防治措施。

9. 简述蛔虫病流行广泛的原因。

10. 蛔虫幼虫在体内移行及其成虫在体内寄生时的致病作用是什么?

11. 常用什么方法从粪便中查找蛔虫卵? 为什么有少数人肠道有蛔虫寄生,但在粪便中找不到虫卵或只查到未受精卵?

12. 结合蛲虫生活史特点,说明蛲虫为什么主要在儿童中传播? 应如何防治。

13. 蛲虫的病原学诊断的方法是什么？应用时应注意什么？

14. 简述钩虫引起人体贫血的机理。

15. 简述钩虫病的病原学诊断方法及其优缺点。

16. 钩蚴如何侵入人体？

17. 钩虫病的病原学诊断方法及各自的优缺点？

18. 比较似蚓蛔线虫与钩虫生活史、致病的不同点。

19. 如何鉴别班氏丝虫和马来丝虫的微丝蚴？

20. 丝虫引起人体什么病，两种丝虫的病变部位有何特点？

21. 丝虫病和钩虫病感染方式有何不同？

22. 试述丝虫病的病原学诊断方法及检查时的注意事项。

23. 卫氏并殖吸虫如何到达人体肺部寄生的？

24. 简述华支睾吸虫的发育过程。

25. 为什么日本血吸虫感染时，肝细胞结构和功能受到的损害不严重，但门静脉高压症出现较早？

26. 血吸虫在人体引起的病变主要在什么部位？为什么？

27. 日本血吸虫寄生在终宿主的门静脉－肠系膜下静脉，为何虫卵随粪便排出体外？

28. 试述日本血吸虫病的主要诊断方法及其优缺点？

29. 试述血吸虫虫卵肉芽肿的形成机制。

30. 怀疑某地区有日本血吸虫病的流行，你将如何调查证实？

31. 消灭钉螺可预防哪种吸虫的传播和流行？简述这种吸虫生活史特点。

32. 吸虫生活史的基本型包括哪些发育时期？写出裂体吸虫的发育过程。

33. 简述肝吸虫的致病机制和临床表现

34. 日本血吸虫病的病原学诊断方法有哪些？慢性及晚期血吸虫病患者宜采用何种病原学诊断方法？为什么？

35. 简述血吸虫病的防治原则。

36. 毛蚴孵化法为什么只能用于诊断血吸虫病，而不能诊断其他吸虫病？

37. 哪些吸虫不寄生在肠道，但可在粪便中检查到这些虫卵？为什么？

38. 简述卫氏并殖吸虫对人的致病机理。

39. 人如何感染曼氏裂头蚴？

40. 诊断猪带绦虫病时应注意哪些问题？

41. 链状带绦虫与肥胖带绦虫相比，哪个对人的危害大？为什么？

42. 人体是如何感染猪带绦虫的？应该怎样预防？

43. 人是怎样感染猪囊尾蚴的？应如何预防？

44. 比较链状带绦虫和肥胖带绦虫生活史的异同点。

45. 哪几种绦虫的虫卵相似? 如病人粪便中发现了带绦虫卵,应考虑患有何种寄生虫病?

46. 猪带绦虫病的诊断方法有哪些?

47. 脑囊尾蚴病在临床诊断时,分哪些类型?

48. 用南瓜槟榔合剂治疗猪带绦虫时,应该特别注意什么?

49. 眼囊尾蚴病最佳治疗方法是什么? 为什么?

50. 牛带绦虫病的临床表现怎么样?

51. 微小膜壳绦虫感染人体有哪几种方式?

52. 阐述细粒棘球绦虫的生活史。

53. 长期使用免疫抵制剂,可诱发哪些寄生虫病,为什么?

54. 黑热病比其他四大寄生虫病容易消灭有哪些原因?

55. 如何用病原学方法诊断急性阿米巴痢疾患者? 检查时应注意什么?

56. 溶组织内阿米巴的生活史中,哪个阶段对受感染者直接造成损害? 哪个阶段在人群中进行传播? 其繁殖方式有何特点?

57. 红细胞内期的疟原虫有哪些发育时期,其中哪些时期与疟疾发作有关,哪些与完成其生活史有关?

58. 疟疾的发作、再燃、复发各是怎样引起的?

59. 综合性防治疟疾的主要内容是什么? 阐述疟疾发作及周期性发作的原因。

60. 疟疾贫血的原因有哪些?

61. 试述厚、薄血涂片诊断疟疾的优缺点。

62. 简述疟原虫引起肝脾肿大的原因。

63. 粪便检查法主要有哪些? 能发现哪些寄生虫卵?

64. 检查新鲜粪便时,如不慎,可感染哪些寄生虫? 为什么?

65. 用透明胶纸法可诊断哪些寄生虫? 各能查见什么阶段? 为什么?

66. 寄生在肠道内的寄生虫,又不用粪便检查作常规检查方法的有哪些? 为什么?

67. 在我国能引起肠道病变的寄生虫主要有哪些? 其致病阶段各是什么?

68. 在我国,能引起腹泻的寄生虫有哪些? 其中哪些寄生虫可引起痢疾样粪便? 其致病阶段各是什么?

69. 人粪便处理不当主要可造成哪些寄生虫病的流行? 为什么?

70. 简述饱和盐水漂浮法的操作步骤。

71. 简述钩蚴培养法的操作步骤。

72. 简述厚涂片透明法的操作步骤。

73. 从痰液中可能检查到的常见寄生虫有哪些?

74. 从十二指肠引流液可能检获的常见寄生虫有哪些?

75. 从脑脊液中可能检获的常见寄生虫有哪些?

76. 从血液中可能检获的常见寄生虫有哪些?

77. 疟原虫最常用的病原学检查方法是什么? 简述其操作步骤和注意事项。

78. 疑似急性阿米巴痢疾患者常采用何种检查方法? 有何注意事项?

79. 粪便检查发现溶组织内阿米巴包囊样病原体,能否确定其为溶组织内阿米巴包囊? 为什么? 应如何报告? 溶组织内阿米巴包囊病原学检查应注意和何种原虫包囊鉴别? 如何鉴别?

80. 目前认为隐孢子虫检验的最佳染色方法是什么? 为什么?

81. 可采用活组织检查进行检查的寄生虫有哪些?

参 考 答 案

一、单选题

1	2	3	4	5	6	7	8	9	10
E	C	B	D	B	A	B	B	A	E
11	12	13	14	15	16	17	18	19	20
C	A	A	A	E	A	E	D	C	C
21	22	23	24	25	26	27	28	29	30
A	C	E	A	E	C	A	E	C	D
31	32	33	34	35	36	37	38	39	40
B	A	C	B	E	E	C	A	E	E
41	42	43	44	45	46	47	48	49	50
D	D	C	C	B	E	A	B	A	B
51	52	53	54	55	56	57	58	59	60
D	C	E	D	D	B	B	A	B	B
61	62	63	64	65	66	67	68	69	70
E	C	E	D	E	C	B	A	C	D

71	72	73	74	75	76	77	78	79	80
B	B	C	C	C	A	A	D	A	C
81	82	83	84	85	86	87	88	89	90
A	C	B	D	A	C	D	E	E	B
91	92	93	94	95	96	97	98	99	100
D	E	D	D	D	B	D	E	D	C
101	102	103	104	105	106	107	108	109	110
E	C	A	B	E	A	C	A	B	D
111	112	113	114	115	116	117	118	119	120
C	E	D	C	E	D	B	D	C	D
121	122	123	124	125	126	127	128	129	130
C	D	E	D	C	A	A	B	C	E
131	132	133	134	135	136	137	138	139	140
D	D	C	C	C	A	E	C	E	A
141	142	143	144	145	146	147	148	149	150
D	C	B	C	D	E	D	C	C	C
151	152	153	154	155	156	157	158	159	160
E	B	A	D	A	C	B	A	E	A
161	162	163	164	165	166	167	168	169	170
E	D	E	D	E	C	A	E	B	C
171	172	173	174	175	176	177	178	179	180
E	A	B	C	E	E	C	C	B	C
181	182	183	184	185	186	187	188	189	190
C	E	B	C	E	C	E	B	B	D
191	192	193	194	195	196	197	198	199	200
D	D	A	A	E	D	A	A	C	B

201	202	203	204	205	206	207	208	209	210
C	E	B	E	A	D	E	B	C	D
211	212	213	214	215	216	217	218	219	220
C	E	D	C	B	C	B	E	D	B
221	222	223	224	225	226	227	228	229	230
B	C	D	D	B	B	A	D	C	B
231	232	233	234	235	236	237	238	239	240
E	D	B	C	C	B	C	E	A	C
241	242	243	244	245	246	247	248	249	250
E	B	C	D	B	B	D	C	A	B
251	252	253	254	255	256	257	258	259	260
E	D	C	E	D	E	C	D	E	A
261	262	263	264	265	266	267	268	269	270
C	B	E	B	A	A	E	D	C	E
271	272	273	274	275	276	277	278	279	280
C	A	B	A	E	B	E	D	C	E
281	282	283	284	285	286	287	288	289	290
A	E	E	D	E	B	A	B	D	A
291	292	293	294	295	296	297	298	299	300
C	A	C	C	B	E	C	B	A	A
301	302	303	304	305	306	307	308	309	310
B	B	E	A	D	B	B	E	C	E
311	312	313	314	315	316	317	318	319	320
A	A	A	D	B	A	E	D	A	A
321	322	323	324	325	326	327	328	329	330
E	C	C	E	C	B	D	C	E	E

331	332	333	334	335	336	337	338	339	340
A	C	A	B	B	D	D	D	D	E
341	342	343	344	345	346	347	348	349	350
E	C	A	B	C	A	C	A	E	C
351	352	353	354	355	356	357	358	359	360
C	D	B	D	C	D	C	E	A	E
361	362	363	364	365	366	367	368	369	370
C	B	E	D	D	C	E	A	A	B
371	372	373	374	375	376	377	378	379	380
C	D	A	B	A	B	B	B	C	B
381	382	383	384	385	386	387	388	389	390
C	B	A	A	B	A	B	E	C	B
391	392	393	394	395	396	397	398	399	400
B	C	C	C	C	A	B	E	B	D
401	402	403	404	405	406	407	408	409	410
B	C	B	E	A	A	E	D	D	D

二、名词解释

1. 保虫宿主。

寄生虫成虫除寄生于人以外,还可寄生于脊椎动物宿主,并可作为人体寄生虫的传染源,该脊椎动物称为保虫宿主。

2. 人体寄生虫学。

是研究与人体健康有关的寄生虫的形态结构、生活活动和生存繁殖规律,阐明寄生虫与人体及外界因素的相互关系的科学。

3. 共栖。

两种生物在一起生活,其中一方受益,另一方既不受益,也不受害。

4. 共生。

两种生物生活在一起,在营养上互相依赖,长期共生,双方有利。

5. 寄生关系。

两种生物在一起生活,其中一方受益,另一方害,后者给前者提供营养物质和居住场所,这种关系称寄生关系。

6. 寄生。

两种生物生活在一起,其中一方受益,另一方受害,后者给前者提供营养物质和居住场所,这种关系称寄生。

7. 寄生虫。

过寄生生活的多细胞的无脊椎动物和单细胞的原生生物则称寄生虫。

8. 寄生虫的生活史。

是指寄生虫完成一代的生长、发育和繁殖的整个过程。

9. 感染阶段。

寄生虫生长发育的各个阶段中,具有感染人体能力的阶段。

10. 带虫者。

人体感染寄生虫后没有明显的临床症状和体征,但可传播病原体,称为带虫者。

11. 寄生虫病。

人体感染寄生虫后出现明显的临床症状和体征,称为寄生虫病。

12. 隐性感染。

是人体感染寄生虫后,既没有临床表现,又不易用常规方法检获病原体的一种寄生现象。

13. 世代交替。

无性生殖世代与有性生殖世代交替进行,称为世代交替。

14. 中间宿主。

是指寄生虫的幼虫或无性生殖阶段所寄生的宿主。

15. 终宿主。

是指寄生虫的成虫或有性生殖阶段所寄生的宿主。

16. 转续宿主。

某些寄生虫的幼虫侵入非正常宿主、不能发育为成虫,长期保持幼虫状态,当此幼虫期有机会再进入正常宿主体内后才可继续发育为成虫,这种非正常宿主称为转续宿主。

17. 幼虫移行症。

是指一些寄生蠕虫幼虫侵入非正常宿主(人或动物)后,不能发育为成虫,这些幼虫在体内长期移行造成局部或全身性的病变。

18. 生物源性蠕虫。

生活史的发育需要中间宿主的蠕虫。

19. 土源性蠕虫。

生活史的发育不需要中间宿主的蠕虫。

20. 专性寄生虫。

生活史各个阶段或某个阶段必须营寄生生活的寄生虫。

21. 机会致病性寄生虫。

寄生虫在宿主体内通常处于隐性感染状态,但当宿主免疫功能受累时,可出现异常增殖且致病力增强。

22. 分泌排泄抗原。

寄生虫抗原来自虫体的排泄分泌物或虫体蜕皮液、囊液等物质。

23. 虫体抗原。

由寄生虫虫体结构蛋白等所形成的抗原

24. 消除性免疫。

宿主能消除体内寄生虫,并对再感染产生完全的抵抗力。

25. 非消除性免疫。

是一种不完全性免疫,主要表现为带虫免疫和伴随免疫。

26. 带虫免疫。

疟疾急性发作停止后,患者产生一定的免疫力,使体内的原虫血症维持在较低水平,不出现临床症状,但这种免疫力随着疟原虫在人体的消失而逐渐消失,这种免疫状态称带虫免疫。

27. 免疫逃避。

寄生虫与宿主在长期相互适应的过程中,有些寄生虫能逃避宿主的免疫效应的现象。

28. 血吸虫的伴随免疫。

在血吸虫感染时,活的成虫可使使宿主产生获得性免疫力,这种免疫力对体内原有的成虫不发生影响,可以存活下去,但对再感染时侵入的童虫有一定的抵抗力,称谓伴随免疫。

29. 传染源。

有人体寄生虫寄生的人和动物,包括病人、带虫者和储存宿主。

30. 传播途径。

寄生虫从传染源传播到易感宿主的过程。

31. 易感人群。

对寄生虫缺乏免疫力的人。

32. 人兽共患寄生虫病。

在人体寄生虫病中,有的寄生虫病可以在脊椎动物和人之间自然地传播着,称谓人兽共患寄生虫病。

33. 蛔蚴性或钩蚴性肺炎。

蛔虫的幼虫或钩虫的幼虫在人体内移行时在人体肺部引起的炎症。

34. 幼虫移行。

某些蠕虫在到达最终寄生部位之前需要经过某些组织或器官。

35. 钩蚴皮炎。

钩虫的幼虫丝状蚴侵入人体皮肤时引起患者皮肤针刺、烧灼和奇痒感,然后出现充血斑点或丘疹,1~2 日内出现红肿及水疱,搔破后可有浅黄色液体流出。若有继发细菌感染则形成脓疱,最后经结痂、脱皮而愈,此乃钩蚴皮炎。

36. 逆行感染。

蛲虫在人体肛周产卵,虫卵可在肛门附近孵化,幼虫经肛门进入肠内寄生部位发育成成虫,这种感染称逆行感染。

37. 微丝蚴的夜现周期性。

丝虫的微丝蚴在外周血液中夜多昼少的现象。

38. 异位寄生。

寄生虫寄生在正常宿主的不正常的寄生部位称为异位寄生。

39. 伴随免疫。

人体感染蠕虫后能够产生一定的免疫力,这种免疫力对再感染的童虫有杀伤作用,但对体内已寄生的成虫无作用。体内无寄生虫就无免疫力,这种现象称为伴随免疫。呻口日本血吸虫感染人体产生的免疫即为伴随免疫。

40. 毛蚴孵化法。

毛蚴孵化法为血吸虫病的一种病原学诊断方法。血吸虫病患者的粪便经水洗沉淀,将沉淀物置于三角烧瓶中,在 20~300 ℃的清水中经 4~6 小时的孵育,虫卵中的成熟毛蚴孵出,在三角烧瓶的颈部用肉眼或放大镜可观察到乳白色呈直线运动的毛蚴。

41. 血吸虫的免疫逃避。

血吸虫成虫免受人体的免疫杀伤作用称为血吸虫的免疫逃避。成虫能够在免疫宿主体内存活的原因是:① 成虫体表获得宿主的血型抗原和免疫球蛋白,阻止宿主对成虫的免疫识别。② 合成类似宿主的抗原。③ 虫体的皮层外膜不断地更新。

42. 尾蚴性皮炎。

禽类或兽类血吸虫尾蚴侵入人体皮肤引起的皮肤变态反应性疾病。局部皮肤出现丘疹、荨麻疹、瘙痒。

43. 虫卵肉芽肿。

由免疫反应引起的,在虫卵周围出现淋巴细胞、巨噬细胞、嗜酸性粒细胞、成纤维细胞聚集。

44. 棘球蚴砂。

从棘球蚴囊壁的胚层上脱落的原头蚴、生发囊及子囊,悬浮于囊液中,统称棘球蚴砂。

45. 环卵沉淀试验(COPT)。

是以血吸虫卵为抗原的特异免疫血清学试验,当血吸虫卵内毛蚴分泌的抗原物质经卵壳微孔渗出与血吸虫病人血清中相应抗体结合时,在虫卵周围形成特异的沉淀物,即为阳性反应,反之为阴性反应。

46. 异位血吸虫病。

日本血吸虫卵沉积在门脉系统以外的组织、器官形成虫卵肉芽肿引起的损害称为异位损害,所患的疾病称为异位血吸虫病。异位血吸虫病常导致肺、脑的损害。

47. 中绦期。

绦虫在中间宿主体内发育的时期称谓中绦期。

48. 囊虫病。

猪带绦虫的幼虫寄生于人体组织时所产生的疾病。

49. 包虫病。

细粒棘球绦虫幼虫(称棘球蚴)寄生于人和多种食草类家畜,以及其他动物,引起一种严重的人畜共患病,称棘球蚴病或包虫病。

50. 自身体内重复感染。

有的寄生虫可以在宿主体内引起感染,称自身体内重复感染。如短膜壳绦虫的虫卵可在小肠内孵出六钩蚴,幼虫可在小肠内发育为成虫。

51. 疟疾的发作。

疟原虫感染时,红细胞内的裂体增殖可引起周期性的寒热发作,称疟疾的发作。

52. 疟疾的再燃。

急性疟疾患者在疟疾发作停止后,如体内仍有少量残存的红内期疟原虫,在一定条件下又大量增殖,经过数周或数月,在无感染的情况下,又可出现疟疾发作临床症状。

53. 旅游者腹泻。

蓝氏贾第鞭毛虫呈世界性分布,滋养体主要寄生在人体的小肠上部,引起腹疼、腹泻和吸收不良等症状,此病在旅游者中多见,故称旅游者腹泻。

54. 出丝现象。

当按蚊刺吸疟疾患者血液时,疟原虫随血液进入蚊胃后,雄配子体在几分钟内开始核分裂为 4～8 块,胞质也向外伸出成 4～8 条细丝,然后核分别进入细丝内,称出丝现象。

55. 疟疾的复发。

间日疟原虫的子孢子在进入肝细胞后,在发育繁殖的速度上可能是多态性的,既有发育快的称速发型子孢子,也有发育慢的称迟发型子孢子。迟发型子孢子在肝细胞内进入休眠期,经过一定时间,在一定条件下再进行增殖,引起疟疾的临床发作称为疟疾的复发。

56. 虫媒传播型。

完成生活史需经吸血昆虫体内的无性和有性繁殖,再接种人体或其他动物。

57. 机械性传播。

节肢动物对病原体的传播只起携带输送的作用。

58. 生物性传播。

病原体在节肢动物体内经历了发育、增殖或发育和增殖的阶段,才能传播到新的宿主。

59. 昆虫的不完全变态。

在这种变态中除了卵期外,若虫期的形态、生态、习性等与成虫相似,但体积小,性器官尚未发育。

60. 昆虫的变态。

昆虫从幼虫变为成虫要经过外部形态,内部结构,生理功能,生活习性及行为和本能上的一系列变化,这些变化过程的总和,称为昆虫的变化。

三、填空题

1. 共栖　　2. 专性寄生虫　　3. 生物因素　　自然因素　　社会因素

4. 控制传染源　　切断传播途径　　预防感染

5. 嗜酸性粒细胞　　巨噬细胞　　中性粒细胞

6. 传染源　　传播途径　　易感人群　　7. 皮肤　　内脏

8. 保虫宿主　　9. 受精卵　　未受精卵　　受精　　半月形空隙

10. 虫卵　　幼虫　　成虫　　11. 卷曲　　交合刺

12. 异位　　胆道蛔虫症　　蛔虫性阑尾炎　　肠穿孔

13. 经 2 次蜕皮　　不蜕皮　　14. 头翼　　咽管球

15. 睡眠　　肛周　　16. 透明胶带法或棉签拭子法　　晨起解便前

17. 蛲虫　　产卵　　18. 纺锤　　黄褐　　透明　　19. 盲肠

20. 小肠上段　　血液　　21. 弯曲　　口囊　　钩板

22. 交合伞　　辐肋　　交合刺　　23. C　　口囊　　2　　钩

24. 杆状　　丝状　　25. 丝状蚴　　经皮肤钻入

26. 肺损伤　　钩蚴性皮炎　　27. 十二指肠钩口线虫　　美洲板口线虫

28. 慢性失血   缺铁   血红蛋白合成发生障碍

29. 饱和盐水浮聚法   钩蚴培养

30. 十二指肠钩口线虫   美洲板口线虫   31. 贫血   异嗜症

32. 人体   宿主   33. 侵入期   幼虫移行期   囊包形成期

34. 象皮肿   鞘膜积液   乳糜尿   35. 肺毛细血管   外周血

36. 体态   头间隙   体核   尾核有无   37. 库蚊   按蚊

38. 微丝蚴   39. 钩虫   丝虫   丝状蚴   丝状蚴

40. 上下肢浅部淋巴系统   浅部淋巴系统   深部淋巴系统

41. 肺毛细血管   外周血   夜现周期性   42. 终宿主

43. 柔和,弯曲较大   1∶1或1∶2   无尾核

44. 微丝蚴   现症病人   45. 班氏丝虫   马来丝虫   微丝蚴

46. 肝吸虫   姜片虫   肺吸虫   肝片形吸虫

47. 卵盖较宽   常倾斜   48. 肺部   川卷螺   溪蟹   蝲蛄

49. 小肠   肠吸虫   猪   广种水生植物

50. 水红菱   荸荠   中间宿主(传播媒介)

51. 肝吸虫卵   姜片虫卵

52. 胞蚴   雷蚴   尾蚴   淡水鱼   虾

53. 囊蚴   次级胆小管   吡喹酮   阿苯达唑

54. 叉尾型   体部   尾部

55. 肝胆管   淡水螺   淡水鱼虾   猫   囊蚴   经口感染

56. 肝脏   结肠   肠腔   血流   57. 无雷蚴   无囊蚴

58. 毛蚴孵化法   2

59. 虫卵   毛蚴   母胞蚴   子胞蚴   尾蚴   童虫   肠黏膜下层静脉末梢内

60. 巨脾型   腹水型   结肠增殖型   上消化道出血   肝性昏迷

61. 血吸虫   肝吸虫

62. 卫氏并殖吸虫   斯氏狸殖吸虫   日本血吸虫

63. 华支睾吸虫   卫氏并殖吸虫   布氏姜片吸虫   日本血吸虫   斯氏狸殖吸虫

64. 扁形动物   线形动物   棘头动物

65. 卫氏并殖吸虫   斯氏狸殖吸虫   肝吸虫   姜片吸虫   血吸虫

66. 纹沼螺/赤豆螺/长角涵螺(三者任选一个)   淡水鱼   虾

67. 毛蚴   胞蚴   雷蚴   尾蚴   68. 囊蚴

69. 不生食或半生食淡水鱼、虾   70. 吡喹酮

71. 口吸盘   腹吸盘   小肠黏膜   72. 囊蚴   经口感染

73. 布氏姜片吸虫卵 74. 肺脏 痰 粪便

75. 成虫 童虫 76. 卵细胞 卵黄细胞 增厚

77. 脓肿期 囊肿期 纤维瘢痕期 78. 铁锈色 79. 大 倾斜

80. 日本血吸虫 曼氏血吸虫 间插血吸虫 湄公血吸虫 马来血吸虫 埃及血吸虫

81. 皮肤 童虫 82. 肠系膜静脉 粪便

83. 成虫 童虫 尾蚴 虫卵 虫卵

84. 虫卵肉芽肿 85. 环卵沉淀试验 尾蚴膜试验

86. 治疗病人、病畜 加强水源和粪便管理、灭钉螺 加强个人防护

87. 异位寄生 异位损害 异位血吸虫病 肺 脑

88. 巨脾型 腹水型 侏儒型 89. 伴随免疫 活成虫

90. 日本血吸虫尾蚴

91. 猪带绦虫 微小膜壳绦虫 包生绦虫 92. 裂头蚴病

93. 链状带绦虫 肥胖带绦虫 细粒棘球绦虫 微小膜壳绦虫

94. 1000～2000 头节(方形,四个吸盘) 成节(卵巢分2叶) 孕节(子宫侧枝15～30枝)

95. 猪囊尾蚴 皮下 肌肉 脑 眼底 猪囊尾蚴病

96. 链状带绦虫 肥胖带绦虫 细粒棘球绦虫 微小膜壳绦虫

97. 肛门 肛门拭子 98. 头节 颈节 幼节 成节 孕节

99. 圆球形 吸盘 小钩 100. 链状带绦虫囊尾蚴 带绦虫卵

101. 4～8 m 4 个吸盘 15～30 枝 102. 小肠 牛囊尾蚴

103. 自体内重复感染 自体外重复感染 异体感染

104. 皮下包块活组织检查 105. 中间宿主

106. 虫卵 似囊尾蚴 重复感染 107. 微小膜壳绦虫

108. 虫卵 似囊尾蚴 微小膜壳绦虫

109. 囊尾蚴病 棘球蚴病

110. 囊壁 棘球蚴砂 囊壁 角皮层 胚层

111. 原头节 生发囊 子囊 112. 食肉类动物 食草类动物

113. 中间宿主 终宿主

114. 寄生部位 时间 超敏反应 棘球蚴病

115. 小肠 非正常 116. 棘阿米巴属 耐格里属阿米巴

117. 宿主细胞 包囊 118. 粪便 成熟卵囊 滋养体

119. 弓形虫

120. 滋养体 包囊 裂殖体 配子体 卵囊 中间宿主细胞 终宿主体内的发育

121. 阴道后穹窿　　外阴瘙痒　　白带增多　　122. 滋养体　　二分裂法

123. 带虫者　124. 滴虫性阴道炎患者　　无症状带虫者　　带虫者

125. 甲硝唑　126. 细胞核　　拟染色体　　糖原泡

127. 包囊　带囊者　慢性病人　128. 滋养体

129. 核仁　核周染粒　130. 死亡　　无传播意义

131. 滋养体　132. 肠阿米巴病(阿米巴痢疾)　　133. 间歇

134. 外质　内质　伪足运动

135. 滋养体　囊前期　包囊　囊后期　136. 四核包囊　口

137. 旅游者腹泻　138. 生理盐水涂片法

139. 包囊　带虫者　慢性病人　140. 传染源

141. 肝细胞　红细胞　裂体增殖　配子生殖　孢子增殖

142. 疟原虫　弓形虫　143. 间日疟　恶性疟　三日疟　卵形疟

144. 环状体　配子体　145. 寒战　高热　出汗退烧

146. 裂殖子　原虫代谢产物　红细胞碎片　147. 恶性疟

148. 毛囊蠕形螨　皮脂蠕形螨　直接　间接接触

149. 过敏性哮喘　过敏性鼻炎

四、问答题

1. 什么叫寄生虫生活史? 其生活史分哪两种类型? 举例说明。

答:寄生虫生活史是指寄生虫发育的整个过程。即寄生虫完成一代的生长、发育和繁殖及宿主转换的全部过程。寄生虫完成生活史需要有适宜宿主和外界环境条件,包括寄生虫的感染阶段侵入宿主,在宿主体内移行、寄生、离开宿主的方式以及所需的各种宿主,或传播媒介等。蠕虫的生活史包括自卵经幼虫到成虫的发育过程,依是否需中间宿主分为两大类型:

(1) 在发育过程中不需要中间宿主的为直接型,其虫卵在外界适宜的环境中发育成具有感染性的虫卵或幼虫,经口或皮肤侵入终宿主,发育为成虫,此类蠕虫称土源性蠕虫,肠道线虫多属此类蠕虫。

(2) 发育过程需要中间宿主的为间接型,其幼虫需在 1 个或 1 个以上的中间宿主体内发育为感染期幼虫,再感染终宿主,此类蠕虫称生物源性蠕虫,吸虫、棘头虫、大部分绦虫、组织内线虫多属此类。

2. 寄生虫能对人体造成哪些损害?

答:(1) 夺取营养:寄生虫从宿主获取营养,可通过夺取营养物质致宿主营养损耗,抵抗力降低,如蛔虫和某些绦虫。

(2) 机械性损伤:寄生虫在其寄生局部造成阻塞、压迫及其他物理损害,如囊尾蚴和棘球蚴压迫组织,蛔虫阻塞胆管,钩虫的钩齿或板齿致肠黏膜损伤。

（3）毒性作用与过敏反应:寄生虫的分泌物、排泄物及代谢产物可对宿主产生化学刺激或诱发超敏反应,前者如溶组织内阿米巴滋养体分泌溶组织酶致肠黏膜形成溃疡,后者如血吸虫卵可溶性抗原引起虫卵肉芽肿形成肝、肠病变。

3. 寄生虫病传播受哪些因素的制约和影响? 举例说明。

答:影响寄生虫病流行的因素可概括为三方面:

（1）自然因素:地理环境、温度、湿度、光照、雨量等自然因素可通过影响寄生虫生活史中在外环境的发育及影响相应的生物如中间宿主和媒介昆虫的生态,而直接或间接对寄生虫病流行产生重要影响。

（2）生物因素:寄生虫发育所涉及的储蓄宿主、中间宿主、媒介昆虫或媒介植物,甚至包括这些生物的天敌和致病微生物,构成了影响寄生虫病流行的复杂生态系统。广义言之生物因素亦可被视为自然因素。

（3）社会因素:社会的经济发展、文化、教育、卫生水平以及生产方式、生活习惯等都直接或间接影响寄生虫病流行;另外对寄生虫病流行的人为介入,如防治工作的开展,也是重要影响因素。

4. 寄生虫病的流行应具备哪些基本环节? 举例说明。

答:寄生虫病作为病原生物所致的一类疾病,其流行包括传染源、传播途径、易感人群三个基本环节。

（1）传染源:寄生虫病患者、带虫者及保虫宿主构成寄生虫病的传染源;广义地说还包括有感染阶段的寄生虫病原存在的外环境。但有些寄生虫感染的早期尚不构成传染源,如疟疾患者在血中配子体出现之前;也有些在晚期不再排出病原体,如晚期血吸虫病等。

（2）传播途径:指感染阶段的寄生虫病原侵入人体的途径。人体感染寄生虫病的途径和方式主要有:经口感染、经皮肤感染、经媒介昆虫感染、经接触感染、经胎盘感染。除以上较常见的感染方式以外,尚有其他一些途径致寄生虫感染,如输血感染、吸入感染、自体感染等。

（3）易感人群:一般说来,人对人体寄生虫普遍易感,而一些特定人群,如儿童从非流行区进入流行区即以前未曾接触该病原的人群尤其易感。

5. 阐述寄生虫病的地方性和季节性流行特点,举例说明。

答:（1）地方性:受地理环境和中间宿主及媒介昆虫等因素的影响,寄生虫病有明显地域性,多流行于热带、亚热带和温带地区。如由于有中间宿主钉螺存在等因素,日本血吸虫病在我国流行于长江流域及其以南的 12 个省、市、区;西北高寒地区因外界环境不适宜钩蚴发育,而无钩虫病流行。

（2）季节性:与寄生虫生活史中存在外环境发育和中间宿主及媒介昆虫体内发育过程有关,如蚊媒传播的疟疾与蚊的季节消长呈相关关系;肠道线虫虫卵在气温适合的季节能较快发育至感染期。

6. 阐述寄生虫病的防治原则。

答:寄生虫的生活史因虫种而异各具特点,影响流行的因素多种多样,因而必须根据每种寄生虫病的流行特征采取防治措施,从一个或多个环节中止流行,从而控制或消灭寄生虫病。

(1)控制传染源:可通过治疗患者、普查普治带虫者、查治或适当处理保虫宿主,达到控制和消灭传染源。

(2)切断传播途径:针对各种寄生虫病传播的不同途径,采取综合措施,搞好环境和个人卫生,加强粪便和水源管理,消灭及控制媒介节肢动物和中间宿主。

(3)保护易感者:对流行的特定易感群体和个体以及初进入流行区的来自非流行区人群采取必要防护措施,如应用防护用品和驱避剂及预防服药并进行寄生虫病防治的健康教育,提高防病意识。

7. 旋毛虫的生活史与其他线虫有何主要不同点?

答:旋毛虫成虫、幼虫均寄生于同一宿主,在发育和完成生活史过程中,无外界的自生生活阶段,但必须更换宿主才能完成生活史。宿主主要通过食入含活幼虫囊包的肉类及其制品感染旋毛虫。在胃液和肠液的作用下,在十二指肠及空肠上段囊包中的幼虫在数小时内逸出,钻入肠黏膜内发育。在感染后 48 h 内,幼虫经 4 次蜕皮后,发育为成虫,寄生于十二指肠及空肠前方肠壁上。雌、雄虫交配后,雌虫重新侵入肠黏膜内,或侵入腹腔或肠系膜淋巴结处寄生。产于肠黏膜内的新生幼虫,经淋巴管或小静脉,随淋巴和血循环至全身各器官、组织及体腔,但幼虫只有到达横纹肌肉内寄生才能发育长大。幼虫对肌细胞的机械和化学刺激,引起局部炎症性细胞浸润,纤维组织增生,约在感染后一个月,在幼虫周围形成囊包。囊包中的幼虫对新宿主具有感染性,如未被新宿主吞食,约经半年后,囊包两端开始钙化,幼虫随之死亡,最后整个囊包钙化,但有时钙化囊包内幼虫可继续存活数年,甚至长达 30 年之久。

8. 试述似蚓蛔线虫对人体危害及防治措施。

答:似蚓蛔线虫对人体的危害由幼虫和成虫所致,但主要是成虫。

(1)幼虫移行致病:幼虫在肝、肺等组织移行,可引起机械性损伤,尤其是幼虫移行至肺部时导致肺泡毛细血管破裂和许多小出血点以及嗜酸粒细胞为主的炎性细胞浸润,同时幼虫的蜕皮液、代谢产物、虫体分解产物引起宿主的全身及局部的变态反应,临床表现为咳嗽、哮喘、痰中带血、呼吸困难、发热及血中嗜酸粒细胞增高等症状,称蛔蚴性肺炎。

(2)成虫致病:① 变态反应。主要由虫体代谢产物和虫体分解产物所致。② 掠夺营养和损伤肠黏膜。成虫以小肠半消化食物为食,夺取营养,可致宿主营养不良,儿童可致发育障碍,似蚓蛔线虫唇齿的机械损伤及虫体代谢产物的化学刺激可致肠黏膜损伤,引起人体消化和吸收功能障碍。③ 并发症。成虫对人的最严重危害是引起并发症,最常见的为胆道蛔虫症,还可引起肠梗阻、肠穿孔、阑尾炎,亦可钻入肝脏、胰腺和上呼吸道等处,造成严重后果。

对似蚓蛔线虫应采取的防治措施:① 治疗病人和带虫者,常用驱虫药有甲苯达唑、阿苯达唑及中药使君子、苦楝根皮等。② 加强粪便管理和无害化处理,可用粪尿混合堆肥法、泥封堆肥法、沼气池处理等杀死虫卵。③ 加强卫生宣传,注意个人卫生和饮食卫生,做到饭前便后洗手,不喝生水,不吃生菜及不洁食物。④ 消灭蝇、蟑螂等机械性传播媒介。

9. 简述蛔虫病流行广泛的原因。

答:成虫产卵量大,每天每条雌虫可产卵 24 万个,对外界环境污染严重,似蚓蛔线虫生活史简单,虫卵在外界环境中不需要中间宿主,直接发育为感染期虫卵,由于受精蛔虫卵卵壳蛔贰层的保护作用,虫卵对外界环境抵抗力强。另外,由于粪便管理不当,用人粪施肥及人们的生产和生活方式、不良的饮食和卫生习惯等,导致蛔虫病的广泛流行。

10. 蛔虫幼虫在体内移行及其成虫在体内寄生时的致病作用是什么?

答:幼虫在体内移行时,可造成组织机械性损伤。在肺部停留发育时,使细支气管上皮细胞脱落,肺部出血产生蛔虫性肺炎、哮喘和嗜酸性粒细胞增多症。

成虫寄生在空肠,以肠腔内半消化食物为食。成虫不但掠夺宿主营养,而且损害肠黏膜导致消化吸收障碍,同时肠道黏膜受损和肠壁炎症影响肠道蠕动。产生变态反应,主要是蛔虫变应原被人体吸收后,引起 IgE 介导的变态反应所致。蛔虫还可导致并发症,是和蛔虫钻孔和扭结成团的习性有关,引起胆道蛔虫症、蛔虫性肠梗阻、蛔虫性阑尾炎、胰腺蛔虫病、肝蛔虫病、气管和支气管蛔虫病等。

11. 常用什么方法从粪便中查找蛔虫卵? 为什么有少数人肠道有蛔虫寄生,但在粪便中找不到虫卵或只查到未受精卵?

答:自患者粪便中检查出虫卵即可确诊。由于蛔虫产卵量大,采用直接涂片法,查一张涂片的检出率为 80% 左右,查 3 张涂片可达 95%。对直接涂片阴性者,可采用沉淀法和漂浮浓集法,检出效果更好。定量透明法(改良加藤氏法)既可定性,又可定量,且操作简单、方便,值得采用。对于肠道有蛔虫寄生,便中查不到虫卵的原因,一个是虫体尚未发育到性成熟,故不产卵;另外一点是涂片检查不认真、漏检。而只查到未受精卵的原因主要是单性雌虫寄生所致。

12. 结合蛲虫生活史特点,说明蛲虫为什么主要在儿童中传播? 应如何防治。

答:蛲虫感染的传播方式常见的有肛门-手-口感染、接触感染和吸入感染、逆行感染。任何年龄均可感染。由于儿童的不良生活习惯,学校、幼儿园等集体机构儿童接触频繁,感染机会多,因而蛲虫感染具有儿童集体机构聚集性和家庭聚集性的分布特点。普及蛲虫病的知识,讲究公共卫生、个人卫生和家庭卫生,教育儿童养成不吮手指、勤剪指甲、饭前便后洗手的习惯,定期烫洗被褥和清洗玩具,同时采用阿苯达唑驱虫。

13. 蛲虫的病原学诊断的方法是什么? 应用时应注意什么?

答:蛲虫病的病原学诊断常采用肛门拭子法,即棉签拭子法或透明胶纸拭子法。取材应在清晨便前粘擦肛周皮肤,以粘取虫卵进行检查,该方法对蠕形住肠线虫的检出率高。

14. 简述钩虫引起人体贫血的机理。

答:钩虫引起人体贫血的机理为:

(1) 钩虫有口囊,咬附肠黏膜吸血,吸血时分泌抗凝素使血液不易凝固。

(2) 钩虫引起慢性失血:① 钩虫利用口囊吸血及血液迅速自消化道排出;② 咬附部位黏膜伤口渗血;③ 钩虫经常更换咬附部位,造成新旧伤口的失血;④ 过敏性肠黏膜大出血。

(3) 钩虫寄生造成肠黏膜出血点、溃疡,导致营养吸收功能障碍。

(4) 贫血还与宿主的健康和营养状况有关。

15. 简述钩虫病的病原学诊断方法及其优缺点。

答:(1) 直接涂片法:方法简便但感染较轻者容易漏诊。

(2) 饱和盐水漂浮法:较直接涂片法复杂,但检出率远较前者高。

(3) 钩蚴培养法:需时长,但检出率高,可鉴别两种钩虫的虫种。

16. 钩蚴如何侵入人体?

答:绝大多数的感染期蚴生存于 $1\sim2$ cm 深的表层土壤内,感染期蚴对环境的温度和湿度变化十分敏感。当其与人体皮肤接触并受到体温的刺激后,虫体活动力显著增强,经毛囊、汗腺口或皮肤破损处主动钻入人体,时间约需 30 min 至 1 h。感染期蚴侵入皮肤,除主要依靠虫体活跃的穿刺能力外,可能也与咽管腺分泌的胶原酶活性有关。

17. 钩虫病的病原学诊断方法及各自的优缺点?

答:钩虫病的病原学诊断方法及其优缺点:

(1) 直接涂片法:此法简便,但轻度感染者易漏诊。

(2) 饱和盐水浮聚法:检出率较直接涂片法高,操作较复杂,但不能鉴定虫种。

(3) 钩蚴培养法:此法检出率高,阳性率比直接涂片法高 7.2 倍,且能鉴定虫种,但需时长,3~5 天才能出结果。

18. 比较似蚓蛔线虫与钩虫生活史、致病的不同点。

答:似蚓蛔线虫与钩虫生活史的不同点及其致病作用上的差别:

(1) 感染阶段不同:似蚓蛔线虫感染阶段是感染性虫卵,易污染食物、蔬菜、水源,感染人体机会多,感染普遍,感染率高;钩虫感染阶段为幼虫(丝状蚴),人因赤手、赤脚劳动感染。

（2）感染方式不同:似蚓蛔线虫感染性虫卵经口感染;钩虫幼虫经皮肤钻入感染,幼虫引起钩蚴性皮炎。

（3）幼虫在体内移行途径不同:似蚓蛔线虫幼虫需经过肝脏引起损伤;钩虫幼虫不需经过肝脏。

（4）成虫寄生方式不同:似蚓蛔线虫成虫多游离于肠腔,它对肠黏膜的机械损伤较钩虫小;钩虫成虫以其口囊中的钩齿或板齿咬附于肠黏膜,造成机械损伤较严重。

（5）营养来源不同:似蚓蛔线虫以肠道半消化食物为食,引起营养不良;钩虫成虫吸血引起患者慢性失血导致贫血。

19. 如何鉴别班氏丝虫和马来丝虫的微丝蚴?

答:班氏微丝蚴:大小(44～296) μm×(5.3～7.0) μm;体态柔和、弯曲较大;头间隙(长:宽)较短(1:1或1:2);体核圆形或椭圆形,各核分开,排列整齐,清晰可数;无尾核。马来微丝蚴:大小(177～230) μm×(5～6) μm;体态硬直、大弯上有小弯;头间隙(长：宽)较长(2：1);体核椭圆形,大小不等,排列紧密,常互相重叠,不易分清;尾核有 2 个,前后排列,尾核处角皮略膨大。

20. 丝虫引起人体什么病,两种丝虫的病变部位有何特点?

答:丝虫病。两种丝虫成虫寄生于人体淋巴系统的部位不同:马来丝虫多寄生于上、下肢浅部淋巴系统,以下肢为多见;班氏丝虫除寄生浅部淋巴系统外,更多寄生于深部淋巴系统中,常见于下肢、阴囊、精索、腹股沟、腹腔、肾盂等处。此外,两种丝虫均可有异位寄生,如寄生于眼前房、乳房、肺或脾内,以班氏丝虫较多见。

21. 丝虫病和钩虫病感染方式有何不同?

答:丝虫感染主要是通过吸血蚊虫的叮咬而传播,动物实验表明两种丝虫除可经皮肤感染外,亦可能经胎盘或口感染,尚需进一步探讨。钩虫除经皮肤感染外,感染期蚴如被人吞食,少数未被胃酸杀死的幼虫也可直接在肠腔内发育成熟。而自口腔和食管黏膜侵入血管的幼虫,仍循上述途径,再到达肠腔发育为成虫。另外还发现母体内的幼虫可通过胎盘侵入胎儿的现象。这些特殊感染方式多见于十二指肠钩虫。猪、兔、小牛、小羊等动物可作为十二指肠钩虫的转续宿主。人若生食这些肉类,亦有受感染的可能。

22. 试述丝虫病的病原学诊断方法及检查时的注意事项。

答:从患者外周血、体液或活检物中查到微丝蚴和成虫是诊断本病的依据。所采用的病原学检查方法包括有厚血膜法、新鲜血滴法、离心沉淀浓集法、薄膜过滤浓集法和海群生白天诱导法等,其中以厚血膜法最常用。此外,亦可用组织内活检法检查成虫。厚血膜法取血时间以晚上 10 时以后为宜。海群生白天诱导法:白天给患者服用海群生 2～6 mg/kg,15 min 后微丝蚴密度上升,2 h 后下降,可在上升后取血检查。

23. 卫氏并殖吸虫如何到达人体肺部寄生的？

答：肺吸虫卵入水，在适宜温度下约经 3 周发育，孵出毛蚴，并可侵入第一中间宿主川卷螺体内，约经两个月的无性繁殖，发育成尾部短小呈小球状的成熟尾蚴，逸出螺体，侵入第二中间宿主溪蟹或蝲蛄体内发育为囊蚴。当终宿主生食或半生食含有囊蚴的溪蟹、石蟹或蝲蛄时，在消化液作用下，囊内幼虫逸出发育为童虫，穿过肠壁进入腹腔，徘徊于各器官之间或邻近组织及腹壁，经 1~3 周窜扰后，穿过横膈经胸腔进入肺部，发育成熟并形成虫囊。在肺部，每个虫囊内一般有两个虫体寄生。

24. 简述华支睾吸虫的发育过程。

答：成虫产出的虫卵随胆汁进入小肠，混于粪便并随之排出体外。虫卵入水并被第一中间宿主淡水螺吞食后，在其消化道内孵出毛蚴，经胞蚴、雷蚴和尾蚴等阶段的发育，形成尾蚴。尾蚴成熟后从螺体逸出，尾蚴在水中若遇到第二中间宿主淡水鱼、虾类，便钻入其肌肉等组织中发育为囊蚴。自尾蚴侵入鱼、虾体内至发育为成熟囊蚴，在水温 25 ℃时，约经 30~40 天。囊蚴为肝吸虫的感染期，终宿主哺乳动物或人因食入含有活囊蚴的淡水鱼、虾而感染。囊蚴循食道、胃、十二指肠、胆总管进入肝胆管发育为成虫。囊蚴在消化道内经胃蛋白酶和胰蛋白酶的作用，囊内虫体逸出，称后尾蚴。后尾蚴经胆管壶腹，逆胆汁流动方向移行，经胆总管到达肝胆管内发育为童虫。童虫遂发育为成虫。

25. 为什么日本血吸虫感染时，肝细胞结构和功能受到的损害不严重，但门静脉高压症出现较早？

答：血吸虫病的主要病变是由虫卵所致，受累最严重的组织与器官是肠管和肝脏，卵内毛蚴发育成熟后，产生的分泌物主要为 SEA，透过卵壳后，作用其周围的宿主组织会出现细胞浸润，形成炎症反应。反复的炎性刺激及迁延不愈的病程，在虫卵周围形成肉芽组织肿及纤维化。血吸虫卵肉芽肿分布于肝门静脉分支末端、窦前静脉，故常形成窦前阻塞。由于窦前静脉广泛阻塞，导致门脉高压。

26. 血吸虫在人体引起的病变主要在什么部位？为什么？

答：血吸虫病的主要病变是由虫卵所致，受累最严重的组织与器官是肠管和肝脏，卵内毛蚴发育成熟后，产生的分泌物主要为 SEA，透过卵壳后，作用其周围的宿主组织会出现细胞浸润，形成炎症反应。反复的炎性刺激及迁延不愈的病程，在虫卵周围形成肉芽组织肿及纤维化。血吸虫卵肉芽肿分布于肝门静脉分支末端、窦前静脉，故常形成窦前阻塞。由于窦前静脉广泛阻塞，导致门脉高压。

27. 日本血吸虫寄生在终宿主的门静脉-肠系膜下静脉，为何虫卵随粪便排出体外？

答：血吸虫卵一部分经肠壁进入肠腔，由于成熟卵内毛蚴的分泌物可透过卵壳，引起虫卵周围组织和血管壁发炎坏死，在血流的压力、肠蠕动和腹内压增加下，虫卵可随破溃的组织落入肠腔,随粪便排出。

28. 试述日本血吸虫病的主要诊断方法及其优缺点?

答:病原学诊断是确诊血吸虫病的重要依据。粪便直接涂片法主要用于急性血吸虫病感染的检查,此法操作简便,但虫卵检出率低;毛蚴孵化法可提高急性血吸虫病感染的检出率;直肠镜活组织检查主要针对慢性特别是晚期血吸虫病感染者,因从粪便中查找虫卵相当困难,故直肠镜活组织检查有助于发现沉积于肠黏膜内的虫卵。免疫学检查作为血吸虫病感染的辅助检查方法,在临床上具有一定的诊断意义。常用的方法有:沉淀试验,凝集试验、免疫酶技术,间接荧光抗体试验,对流免疫电泳试验等,这些方法主要用于检测感染的抗体,亦可对可溶性抗原或抗原抗体复合物(CIC)进行检测。在临床上也可以采用 X 线、B 超和 CT 等物理诊断方法。

29. 试述血吸虫卵肉芽肿的形成机制。

答:当卵内毛蚴成熟后,不断地分泌 SEA,经卵壳上的微孔渗透到周围组织,经巨噬细胞吞噬处理,并呈递给 Th 细胞,同时分泌白细胞介素 1(IL-1),激活 Th,使其产生多种淋巴因子,如嗜酸性粒细胞刺激素(ESP)、巨噬细胞游走抑制因子(MIF)、成纤维细胞刺激因子(FSF)、γ-干扰素、IL-2 等,除刺激相关细胞大量增殖外,并能促使嗜酸性粒细胞、巨噬细胞和成纤维细胞等向虫卵周围集聚,与淋巴细胞一起构成以虫卵为中心的组织肉芽肿。日本血吸虫产卵量大,一条成熟雌虫每日可产 300~3000 个卵,虫卵常成簇沉积于组织内,所以虫卵肉芽肿的体积大。在肉芽肿的细胞成分中,以嗜酸性粒细胞数量居多,并有许多浆细胞,常出现中心组织坏死形成嗜酸性脓肿。

30. 怀疑某地区有日本血吸虫病的流行,你将如何调查证实?

答:从以下方面入手:

(1) 调查这个地区有无传染源。日本血吸虫病是人兽共患的寄生虫病。传染源包括感染者、家畜及一些野生动物。在流行病学上,病人和病牛是重要的传染源。

(2) 调查传播途径。血吸虫病在人群中的传播包括含虫卵的粪便污染水源,水体中有钉螺孳生以及人体由于生产和生活活动与疫水接触 3 个重要环节。除了中间宿主钉螺存在是必须条件外,人群在生产或生活活动过程中接触含有尾蚴的疫水是感染的重要因素。病人和病畜的感染分布与钉螺的自然分布是一致的。

31. 消灭钉螺可预防哪种吸虫的传播和流行? 简述这种吸虫生活史特点。

答:消灭钉螺可预防日本血吸虫的传播和流行。日本血吸虫的生长发育经历虫卵、毛蚴、母胞蚴、子胞蚴、尾蚴、童虫和成虫七个阶段,包括寄生于终末宿主人或其他多种哺乳类动物体内的有性世代和在中间宿主钉螺体内的无性世代两个交替过程。

32. 吸虫生活史的基本型包括哪些发育时期？写出裂体吸虫的发育过程。

答：吸虫生活史的基本型：虫卵如水,经历毛蚴、胞蚴、雷蚴、尾蚴、囊蚴、童虫和成虫发育时期。裂体吸虫的生长发育经历虫卵、毛蚴、母胞蚴、子胞蚴、尾蚴、童虫和成虫等过程。

33. 简述肝吸虫的致病机制和临床表现

答：致病机制:

(1) 虫体的分泌物,代谢产物和机械刺激等诱发超敏反应,引起胆管内膜和胆管周围的炎症,导致胆管局限性扩张和胆管上皮增生,引起管腔狭窄、阻塞,胆汁流出受阴,导致胆管炎、胆囊炎和阻塞性黄疸。

(2) 胆汁流出不畅易合并细菌感染,导致胆管炎、胆囊炎。

(3) 虫体碎片、虫卵、胆管上皮脱落细胞可作为胆石的核心,引起胆结石。

(4) 晚期可因纤维组织增生导致肝硬化。

(5) 肝吸虫的感染引起胆管上皮细胞增生可能引起肝癌。

临床表现:以消化道症状为主,如上腹不适、食欲缺乏、厌油、腹痛、腹泻、肝区隐痛等,有肝脏肿大。① 轻度感染者无明显症状。② 重试感染者除消化道症状外,可发生肝硬化,有肝功能衰退和门静脉高压的表现,甚至肝性脑病,消化道大出血而死亡,少数患者可致侏儒症。

34. 日本血吸虫病的病原学诊断方法有哪些？慢性及晚期血吸虫病患者宜采用何种病原学诊断方法？为什么？

答:血吸虫病的病原学诊断方法有:① 粪便直接涂片查虫卵。② 粪便水洗沉淀法查虫卵。③ 毛蚴孵化法。如粪便水洗沉淀法阴性,再用此法做进一步检查。④ 肠黏膜活组织检查。慢性及晚期血吸虫病宜采用肠黏膜活组织检查进行病原学诊断。由于慢性及晚期血吸虫病患者发病时间长,结肠肠壁的虫卵肉芽肿纤维化,肠黏膜溃疡部位纤维组织增生形成瘢痕,使沉积在肠壁中的虫卵脱落进入肠腔的机会少,因此粪便检查难以检出虫卵。而用乙状结肠镜或直肠镜取病变组织查虫卵,其检出率高。

35. 简述血吸虫病的防治原则。

答:血吸虫病的防治应采取以灭螺为主的综合性防治措施。包括:① 治疗病人、病牛,主要用吡喹酮治疗。② 管理好水源和粪便,防止粪便污染水源,对粪便进行无害化处理。③ 消灭钉螺。灭螺是血吸虫病防治的一个重要环节,应因地制宜,反复查灭。灭螺药物有五氯酚铵、氯硝柳胺等。④ 加强个人防护。在生产和生活中,避免血吸虫感染。

36. 毛蚴孵化法为什么只能用于诊断血吸虫病,而不能诊断其他吸虫病？

答:毛蚴孵化法是依据血吸虫卵内毛蚴在适宜温度的水中,短时间内可孵出的特性而设计,适用于血吸虫病患者的粪便检查。其特点是将沉淀法和孵化法结合进行,可提高检出率。吸虫纲的吸虫只有肝吸虫卵与血吸虫卵的内容物相同是毛蚴,其他几种吸虫不能用此法诊断,但是肝吸虫卵只有在螺类的消化道内孵化出毛蚴,在水中不能。卫氏并殖吸虫卵和布氏姜片吸虫卵的内容物均为卵细胞和卵黄细胞,需经数周才能发育为毛蚴,且在实验室难以完成。

37. 哪些吸虫不寄生在肠道,但可在粪便中检查到这些虫卵? 为什么?

答:华支睾吸虫、卫氏并殖吸虫、日本血吸虫的成虫均不寄生于肠道,但粪便中能查到虫卵。华支睾吸虫成虫寄生于肝胆管中,虫卵随胆汁进入肠腔,经粪便排出。卫氏并殖吸虫成虫寄生于肺脏,虫卵随痰咽下进入消化道排出。日本血吸虫成虫寄生于肠系膜静脉,血吸虫卵一部分经肠壁进入肠腔,由于成熟卵内毛蚴的分泌物可透过卵壳,引起虫卵周围组织和血管壁发炎坏死,在血流的压力、肠蠕动和腹内压增加下,虫卵可随破溃的组织落入肠腔,随粪便排出。

38. 简述卫氏并殖吸虫对人的致病机理。

答:卫氏并殖吸虫对人的致病可引起:

(1) 肺部的病变。成虫在肺组织中移行及代谢产物的作用,病人肺部出现脓肿、囊肿,囊肿内容物被排出或吸收后,肉芽组织纤维化形成瘢痕。患者出现胸痛、咳嗽、咳铁锈色痰,全身症状有低热、食欲缺乏、消瘦。

(2) 其他组织器官的病变。肺吸虫童虫及少数成虫移行于肺以外的组织、器官引起的病变,包括:① 腹型患者出现腹痛、腹泻、血便等。② 脑脊髓型患者表现为头痛、癫痫、偏瘫。③ 皮下包块型病人出现游走性皮下包块、结节。

39. 人如何感染曼氏裂头蚴?

答:用生蛙肉贴敷眼、口颊和外阴等部位伤口或脓肿,导致蛙肉中的裂头蚴直接经皮肤或黏膜侵入人体;生食或半生食蛇、猪及其他转续宿主动物肉的不良习惯,也均可使人误食入裂头蚴。裂头蚴穿过肠壁,移行至人体各部位寄生。此外,饮用生水或游泳时,如饮入含有原尾蚴的剑水蚤也可获得感染。

40. 诊断猪带绦虫病时应注意哪些问题?

答:(1) 首先要询问病史。① 患者是否继发囊虫病的出现。② 是否吃过米猪肉,时间长短,体表有无囊虫结节。因绦虫病可继发于囊虫病,是否同时有囊虫病存在很重要。

(2) 查病人是否有排孕节现象,对检获的孕节,要从子宫侧枝数目来确诊,侧枝 13 枝以下者为猪绦虫病。

(3) 绦虫病人一般不采用粪便查卵法,因其阳性率太低。即使发现了虫卵,对链状带绦虫卵、肥胖带绦虫卵、细粒棘球绦虫卵难以区别,所以应根据头节、成节、孕节的形态特征确诊。

41. 链状带绦虫与肥胖带绦虫相比,哪个对人的危害大? 为什么?

答:链状带绦虫对人的危害大。这是由于链状带绦虫不仅成虫寄生于人体肠道,而且其囊尾蚴能够在人体的不同部位寄生,特别是寄生在一些重要的组织、器官,如脑、眼的囊尾蚴可引起严重的损害。肥胖带绦虫成虫寄生于人的小肠,囊尾蚴不寄生于人体,因此肥胖带绦虫对人的危害小。此外,链状带绦虫和肥胖带绦虫寄生于人小肠均可引起肠黏膜的损伤,由于链状带绦虫的头节上有顶突和小钩,对肠黏膜的损伤较大,故链状带绦虫引起的消化道症状较为明显。

42. 人体是如何感染猪带绦虫的? 应该怎样预防?

答:链状带绦虫的感染阶段囊尾蚴。感染方式为经口感染。人食入生的半生的含链状带绦虫囊尾蚴的"米猪肉"后,囊尾蚴在人小肠受胆汁刺激作用而翻出头节,附着于肠壁寄生,约经2~3个月发育至成虫并排出孕节。

预防:① 改进不良的饮食习惯,注意饮食卫生,不食生的或未煮熟的猪肉,切生、熟食的菜板和刀具要分开,饭前便后要洗手。② 加强粪便管理,改进养猪方法,提倡圈养。并加强猪肉的检疫。③ 治疗病人,吡喹酮可治疗猪带绦虫病和囊虫病。

43. 人是怎样感染猪囊尾蚴的? 应如何预防?

答:人也可作猪带绦虫的中间宿主,感染阶段为虫卵,感染方式有:

(1)自体内感染:即成虫脱落的孕节或虫卵可随肠逆蠕动反流至胃,再至十二指肠中引起患者的感染,这种自体内感染是主要的感染方式。

(2)自体外感染:患者误食自己排出的虫卵而受感染。

(3)异体感染:患者误食了他人排出的虫卵受感染。虫卵在人肠内孵出六钩蚴,六钩蚴钻入肠壁,随血流到达全身,发育为囊尾蚴,引起囊尾蚴病。

预防:① 囊尾蚴的感染与猪带绦虫病患者自体内感染关系最为密切,故一定注意避免病人恶心、呕吐造成的肠道逆蠕动现象。② 个人卫生及饮食卫生不良误食虫卵也是重要原因,所以要加强卫生宣传教育,注意个人卫生和饮食卫生。

44. 比较链状带绦虫和肥胖带绦虫生活史的异同点。

答:链状带绦虫与肥胖带绦虫的异同点有:① 成虫均寄生于人的小肠,人是这两种绦虫的唯一终宿主。② 链状带绦虫的中间宿主为人和猪,肥胖带绦虫的中间宿主仅为牛。③ 链状带绦虫的感染阶段有2个,即虫卵和囊尾蚴,人食入虫卵导致囊虫病,食入囊尾蚴导致猪带绦虫病。肥胖带绦虫的感染阶段为囊尾蚴,人食入牛囊尾蚴可患牛带绦虫病。

45. 哪几种绦虫的虫卵相似? 如病人粪便中发现了带绦虫卵,应考虑患有何种寄生虫病?

答:链状带绦虫、肥胖带绦虫和细粒棘球绦虫的虫卵相似,都呈圆球形,胚膜上有放射状条纹,内含六钩蚴。这些虫卵在显微镜下不易鉴别。猪带绦虫病和牛带绦虫病患者的肠道有成虫寄生,孕节中的虫卵可随粪便排出。因此,如果在病人的粪便中发现有带绦虫卵,可考虑病人患有猪带绦虫病或牛带绦虫病,但还需查孕节的子宫侧枝数或头节才能确诊是哪种绦虫的感染。细粒棘球绦虫的成虫寄生在犬、狼体内而不寄生于人体,因此,人的粪便中不会出现细粒棘球绦虫卵。

46. 猪带绦虫病的诊断方法有哪些?

答:询问患者有无排出节片以及生食猪肉的经历有助于诊断,但确诊取决于查见孕节或虫卵等。检查包括:

(1) 检查孕节:用两张载玻片夹压孕节,计数子宫分支数,即可鉴别虫种。

(2) 检查虫卵:只有孕节片破裂,虫卵散出,粪便中才有虫卵,故在粪便中较少查见虫卵。有时虫卵可黏附在肛门周围,故可用透明胶纸法或肛门拭子法查虫卵。由于不能区别猪带绦虫与牛带绦虫卵,对查见虫卵者,只能诊断为带绦虫病。

(3) 驱虫查头节:查见绦虫头节可以鉴定虫种,确定驱虫效果。

47. 脑囊尾蚴病在临床诊断时,分哪些类型?

答:脑囊尾蚴病危害最大,临床症状复杂,癫痫发作、颅内压增高、精神症状为三大主要症状。临床类型可分为癫痫型、颅内压增高型、脑膜脑炎型、精神障碍型和脑室型。

48. 用南瓜槟榔合剂治疗猪带绦虫时,应该特别注意什么?

答:若虫体只有部分排出,可以让病人温水坐浴,使虫体全部自然缓慢排出,切勿用力拉扯,以免虫体前端断留在肠内。应留取 24 h 粪便,仔细淘洗检查有无头节以确定疗效。若未能检获头节,应该加强随访,在治疗后 3~4 个月内未再发现节片和虫卵才可视为治愈。

49. 眼囊尾蚴病最佳治疗方法是什么? 为什么?

答:眼囊尾蚴病唯一合理的治疗方法是手术摘取虫体,如临床需要,可手术后用药治疗。眼内囊尾蚴存活时,一般患者尚能忍受。若待虫体死亡,虫体的分解物可产生强烈刺激,造成眼内组织变性,导致玻璃体混浊,视网膜脱落,视神经萎缩,并发白内障,继发青光眼、细菌性眼内炎等终致眼球萎缩而失明,最后不得不摘除整个眼球。

50. 牛带绦虫病的临床表现怎么样?

答:致病情况和猪带绦虫成虫相似,症状多不明显,仅有腹部不适、腹痛或体重减轻等表现。偶有肠梗阻或阑尾炎等并发症。由于其孕节能主动从肛门逸出,故患者常有节片排出和肛门瘙痒的症状。

51. 微小膜壳绦虫感染人体有哪几种方式?

答:(1) 直接感染 包括以下 3 种方式:① 自体内重复感染:成虫寄生于小肠腔,所产虫卵可经消化液的作用,在小肠内孵出六钩蚴,六钩蚴钻入肠绒毛内,经似囊尾蚴的发育阶段,又返回肠腔发育为成虫。如此造成自体内重复感染。② 自体外感染:微小膜壳绦虫病患者经粪便排出的孕节或虫卵,被患者自己误食而感染。③异体感染:微小膜壳绦虫病患者或感染鼠排出的孕节或虫卵,被他人误食而感染。

（2）间接感染　即经中间宿主感染。微小膜壳绦虫的中间宿主是多种蚤类幼虫、面粉甲虫、赤拟谷盗等节肢动物。虫卵被中间宿主吞食，在其消化道孵出六钩蚴，六钩蚴进入血腔发育为似囊尾蚴。人误食含似囊尾蚴的中间宿主或死亡的中间宿主污染的食物，似囊尾蚴在人小肠内翻出头节，附着于肠壁发育为成虫。

52. 阐述细粒棘球绦虫的生活史。

答：细粒棘球绦虫的终宿主是犬、狼等犬科食肉动物，中间宿主是牛、羊、骆驼及马等多种食草类动物和人。成虫寄生在终宿主小肠上段，以吸盘和顶突上的小钩固着在肠绒毛基部隐窝内。孕节或虫卵随宿主粪便排出体外，污染牧草、水源及动物皮毛等。若中间宿主吞食虫卵或孕节，六钩蚴在肠内孵出，钻入肠壁随血流到达肝、肺等器官，经 3～5 个月发育成棘球蚴。含棘球蚴的牛、羊等动物的内脏被犬、狼吞食后，囊内原头蚴散出，吸附在肠壁上，经 8 周左右发育为成虫。由于每个棘球蚴包含许多的原头蚴，每个原头蚴又可发育为一条成虫，故每条犬、狼肠内寄生的成虫可达成千上万条。成虫的寿命约 5～6 个月。若卵或孕节被人误食后，就会导致人的棘球蚴病。

53. 长期使用免疫抑制剂，可诱发哪些寄生虫病，为什么？

答：弓形虫病、隐孢子虫病和肺孢子虫病为机会致病性寄生虫病。这些寄生虫在宿主免疫功能正常时处于隐性感染。当宿主免疫功能低下或长期使用免疫抑制剂，虫体大量繁殖、致病力增强，导致宿主出现临床症状。

54. 黑热病比其他四大寄生虫病容易消灭有哪些原因？

答：宿主对利什曼原虫的免疫应答属细胞免疫，其效应细胞为激活的巨噬细胞，通过细胞内产生的活性氧杀伤无鞭毛体。近年研究结果，提示抗体也参与宿主对利什曼原虫的免疫应答。但黑热病患者有特异性细胞免疫的抑制，对其他病原生物产生免疫反应的能力降低，易并发各种感染性疾病。患者经特效药物治愈后，T 淋巴细胞功能恢复正常，并可获得消除性免疫。而其他四大寄生虫病获得的是非消除性免疫。

55. 如何用病原学方法诊断急性阿米巴痢疾患者？检查时应注意什么？

答：对阿米巴痢疾患者，粪检仍为最有效的手段。这种方法用以检出活动的滋养体。一般在稀便或带有脓血的便中滋养体多见，伴粘集成团的红细胞和少量白细胞。但虫体在受到尿液、水等作用后会迅速死亡，故应注意快速检测和保持25～30 ℃以上的温度和防止尿液等污染。并要注意某些抗生素、致泻药或收敛药、灌肠液等的应用均可影响虫体生存和活动，从而影响检出率。

56. 溶组织内阿米巴的生活史中，哪个阶段对受感染者直接造成损害？哪个阶段在人群中进行传播？其繁殖方式有何特点？

答：滋养体是虫体的侵袭形式，可侵入肠黏膜，吞噬红细胞，破坏肠壁，引起肠壁溃疡;滋养体亦可随坏死组织脱落入肠腔,随急速的肠蠕动排出体外;亦可血行播散到其他器官,引起相应器官阿米巴脓肿。而包囊不能在组织中生长,但在人群中以成熟包囊的形式感染传播。四核的包囊经三次胞质分裂和一次核分裂发展成8个子虫体,即在结肠上端摄食细菌和二分裂增殖。随着其在肠中下移,受脱水或环境变化等因素的刺激形成圆形的前包囊,分泌出厚厚的囊壁,经二次有丝分裂形成四核包囊。

57. 红细胞内期的疟原虫有哪些发育时期,其中哪些时期与疟疾发作有关,哪些与完成其生活史有关?

答:红细胞内期的疟原虫发育时期有环状体、滋养体、裂殖体(子)、雌雄配子体。裂殖体(子)与疟疾发作有关,环状体、滋养体、裂殖体(子)、雌雄配子体与完成其生活史有关。

58. 疟疾的发作、再燃、复发各是怎样引起的?

答:疟疾的发作:红内期成熟裂殖体胀破红细胞后,大量裂殖子、原虫代谢产物及红细胞碎片进入血流,其中一部分被巨噬细胞、中性粒细胞吞噬,刺激这些细胞产生内源性热原质,并与疟原虫的代谢产物共同作用于宿主下丘脑体温调节中枢所致。

再燃:疟疾初发停止后,经过数周或数月,无蚊媒叮咬,由于体内残存的少量红内期疟原虫,重新大量繁殖引起的疟疾发作。

复发:疟疾初发停止后,经过数周或数月,无蚊媒叮咬,由于迟发性子孢子的作用,重新大量繁殖引起的疟疾发作。

59. 综合性防治疟疾的主要内容是什么? 阐述疟疾发作及周期性发作的原因。

答:我国疟疾的防治对策,采取因时因地制宜、分类指导的综合措施。如以中华按蚊为媒介的地区,采取治疗传染源为主,减少蚊幼虫滋生地为辅的措施;在以微小按蚊和嗜人按蚊为媒介的地区,采取仿制媒介和治疗病人并重的措施;对发病率高的地区,全体居民和危险人群(外来人口)可进行季节性预防服药;对基本消灭的地区主要是继续做好监测工作,及时发现残存病例,及时治疗。需采取预防服药及防蚊叮咬以保护易感人群;治疗病人以消灭传染源;加强灭蚊以切断传播途径;进行疫情检测以防止流行等综合措施。红内期成熟裂殖体胀破红细胞后,大量裂殖子、原虫代谢产物及红细胞碎片进入血流,其中一部分被巨噬细胞、中性粒细胞吞噬,刺激这些细胞产生内源性热原质,并与疟原虫的代谢产物共同作用于宿主下丘脑体温调节中枢所致。疟疾发作与红内期裂体增殖周期相一致。典型的间日疟和卵形疟隔日发作一次;三日疟为隔2天发作1次;恶性疟隔36～48 h发作一次。除了典型的周期发作外,对于初发患者、儿童、不同种疟原虫混合感染者及曾服过抗疟药的病人,其发作的症状及周期性均不典型。

60. 疟疾贫血的原因有哪些?

答:贫血原因有:

(1) 含虫红细胞破裂:疟原虫在红细胞内周期性裂体增殖,造成大量含虫红细胞破裂。

(2) 脾功能亢进:可吞噬大量正常红细胞。

(3) 免疫病理:疟原虫寄生于红细胞时,使红细胞隐蔽的抗原暴露,刺激机体产生自身抗体,导致红细胞溶解。

(4) 骨髓造血功能受抑制:在恶性疟患者有红细胞成熟功能的严重缺陷,疟疾患者血浆氧自由基增加,致宿主血管内皮广泛损伤,各组织器官发生病理改变,继而抑制骨髓红细胞生成。

61. 试述厚、薄血涂片诊断疟疾的优缺点。

答:取外周血制成厚、薄血膜,经姬氏或瑞氏液染色后镜检疟原虫,因其简便易行,结果可靠,至今仍是最常用的方法。厚血膜检出率高,形态不典型;薄血膜检出率低,形态典型。

62. 简述疟原虫引起肝脾肿大的原因。

答:主要原因是充血和单核-巨噬细胞增生,组织高度纤维化,包膜增厚,质地变硬。

63. 粪便检查法主要有哪些? 能发现哪些寄生虫卵?

答:(1) 粪便检查方法有生理盐水直接涂片法、碘液涂片法、饱和盐水浮聚法、改良加藤法、自然沉淀法、毛蚴孵化法、钩蚴孵化法和带绦虫孕节检查法。

(2) 粪便中可发现日本血吸虫卵、卫氏并殖吸虫卵、华支睾吸虫卵、布氏姜片吸虫卵、微小膜壳绦虫卵、曼氏迭宫绦虫卵、肥胖带绦虫和链状带绦虫卵(少见)。似蚓蛔线虫卵、十二指肠钩口线虫和美洲板口线虫卵、毛首鞭形线虫卵、蠕形住肠线虫卵(少见),粪类圆形线虫卵,猪巨吻棘头虫卵(难查到)。

64. 检查新鲜粪便时,如不慎,可感染哪些寄生虫? 为什么?

答:检查新鲜粪便时,如不慎可感染以下寄生虫:

(1) 微小膜壳绦虫、链状带绦虫、蠕形住肠线虫(透明胶纸法),因为粪便中有感染性虫卵。

(2) 溶组织内阿米巴、哈氏内阿米巴、结肠内阿米巴、微小内蜒阿米巴、布氏嗜碘阿米巴、蓝氏贾第鞭毛虫、结肠小袋纤毛虫,因为粪便中有感染性包囊。

(3) 人毛滴虫、脆弱双核阿米巴,因为粪便中有感染滋养体。

(4) 隐孢子虫、贝氏等孢球虫,粪便中有感染性卵囊。

65. 用透明胶纸法可诊断哪些寄生虫? 各能查见什么阶段? 为什么?

答:用透明胶纸法可诊断肥胖带绦虫和蠕形住肠线虫。

(1) 肥胖带绦虫　检查虫卵。从链体脱落下的孕节具有显著的活动力,有的可自动从肛门逸出,受肛门括约肌挤压,孕节内虫卵可黏附在肛周皮肤上,所以可用此法诊断。

(2)蠕形住肠线虫　检查虫卵。当人睡眠时,肛门括约肌松弛。部分雌虫移行至肛门外,受温度和湿度的改变及氧的刺激排卵,虫卵黏附在肛周皮肤上,故蛲虫病主要用此法诊断。

66. 寄生在肠道内的寄生虫,又不用粪便检查作常规检查方法的有哪些? 为什么?

答:寄生在肠道的寄生虫,又不用粪便常规检查方法的寄生虫有链状带绦虫、肥胖带绦虫、蠕形住肠线虫和旋毛形线虫。

(1)链状带绦虫和肥胖带绦虫成虫的孕节从链体脱落,随粪便排出体外,虫卵不排入肠腔,所以粪便检获虫卵的机遇很少,临床主要查孕节诊断。

(2)蠕形住肠线虫雌虫产卵于人体的肛周,不排卵于肠腔,所以主要在肛周,用透明胶纸法检查虫卵。

(3)旋毛形线虫直接产幼虫,产于肠黏膜内的幼虫,侵入局部淋巴管或静脉,至横纹肌发育。故病原学诊断以肌肉活检为主。

67. 在我国能引起肠道病变的寄生虫主要有哪些? 其致病阶段各是什么?

答:在我国引起肠道病变的寄生虫主要有溶组织内阿米巴滋养体、蓝氏贾第鞭毛虫滋养体、隐孢子虫裂体增殖阶段、结肠小袋纤毛虫滋养体、布氏姜片吸虫成虫、日本血吸虫卵、曼氏迭宫绦虫成虫、链状带绦虫成虫、肥胖带绦虫成虫、微小膜壳绦虫成虫、钩虫(十二指肠钩口线虫、美洲板口线虫)成虫、似蚓蛔线虫成虫、毛首鞭形线虫成虫、蠕形住肠线虫成虫、旋毛形线虫成虫、猪巨吻棘头虫感染性棘头体和成虫、蝇蛆。

68. 在我国,能引起腹泻的寄生虫有哪些? 其中哪些寄生虫可引起痢疾样粪便? 其致病阶段各是什么?

答:在我国,能引起腹泻的寄生虫主要有:溶组织内阿米巴滋养体、蓝氏贾第鞭毛虫滋养体、隐孢子虫裂体增殖阶段、结肠小袋纤毛虫滋养体、日本血吸虫卵、布氏姜片吸虫成虫、毛首鞭形线虫成虫,其次有人毛滴虫滋养体、脆弱双核阿米巴滋养体、人肠肉孢子虫缓殖子、贝氏等孢球虫裂体增殖阶段。其中溶组织内阿米巴、结肠小袋纤毛虫和日本血吸虫均可引起痢疾样粪便。

69. 人粪便处理不当主要可造成哪些寄生虫病的流行? 为什么?

答:人粪便处理不当主要可造成如下寄生虫病的流行:阿米巴痢疾、贾第虫病、隐孢子虫病、结肠小袋纤毛虫病、肝吸虫病、肠吸虫病、肺吸虫病、血吸虫病、猪带绦虫病和囊虫病、牛带绦虫病、微小膜壳绦虫病、蛔虫病、钩虫病、鞭虫病等。

(1)溶组织内阿米巴、蓝氏贾第鞭毛虫、结肠小袋纤毛虫感染者肠腔中成熟包囊随粪便排出。隐孢子虫感染者肠腔中卵囊从粪便排出,卵囊和包囊对外界抵抗力均强,污染食物、水或手,经口感染。

(2) 华支睾吸虫、布氏姜片吸虫、卫氏并殖吸虫和日本血吸虫的虫卵可随粪便排出。入水后,感染中间宿主,发育至感染阶段(华支睾吸虫、布氏姜片吸虫、卫氏并殖吸虫为囊蚴、日本血吸虫为尾蚴),而经口或皮肤感染人。

(3) 链状带绦虫孕节中虫卵和微小膜壳绦虫虫卵从粪便排出就具有感染性,污染食物、水或手,经口感染。而链状带绦虫和肥胖带绦虫孕节中虫卵随粪便排出,污染环境,感染猪和牛,发育至囊尾蚴,经口感染人。

(4) 似蚓蛔线虫和毛首鞭形线虫虫卵随粪便排出后,在外界发育为感染性虫卵,污染食物、水或手,经口感染。

(5) 钩虫卵随粪便排出,在土壤中发育为杆状蚴、丝状蚴,经皮肤感染人体。

70. 简述饱和盐水漂浮法的操作步骤。

答:饱和盐水浮聚法的操作步骤:① 饱和盐水配制。② 挑取、溶解粪便:以竹签挑取黄豆大小粪便置于已盛有 1/3~1/2 饱和盐水的漂浮瓶内,将粪便充分捣碎并搅拌混匀,继续加饱和盐水至瓶口,用竹签挑去浮于水面的粪渣,再以滴管小心滴加饱和盐水至稍高于瓶口而不溢出为止。③ 漂浮:在瓶口轻轻覆盖以载玻片,使之接触液面,注意避免产生气泡。静置 15~20 min。④ 镜检:将载玻片提起并迅速翻转,置于显微镜下,以低倍镜寻找钩虫卵,发现疑似虫卵,可加盖盖玻片后,转至高倍镜观察。

71. 简述钩蚴培养法的操作步骤。

答:钩蚴培养法操作步骤:取 1 支 1 cm×10 cm 试管加入冷开水约 1 ml,将滤纸剪成与试管等宽但较试管稍短的"T"形纸条,横条部分用铅笔写受检者姓名,取蚕豆大小的粪便,均匀涂在纸条中上 2/3 处,将纸条插入试管,下端浸入水中(注意勿使粪便混入水中),加塞置于 20~30 ℃ 条件下培养。培养过程中每天用滴管沿管壁滴入冷开水,以补充管内蒸发掉的水分,加水时勿冲在粪膜上。5 天后用肉眼或放大镜检查试管底水中有无钩蚴。钩蚴虫体透明,做蛇形活动。如为阴性,应继续培养至第 7 天。如需做虫种鉴定,可吸取培养管底部的沉淀物滴于载玻片上显微镜下观察。

72. 简述厚涂片透明法的操作步骤。

答:厚涂片透明法的操作步骤:

(1) 取样:打开待检粪样的包装,将尼龙绢片置于待检粪样上,用塑料刮片轻压尼龙绢片并在其上轻刮,使细粪渣透过尼龙绢片的微孔滤出至绢片表面;将定量板放在载玻片中部,然后用刮片将绢片表面的细粪渣填入定量板的中央孔内,使填满全孔并抹平;小心移去定量板,使粪样留在载玻片上。

(2) 透明:取一张浸泡好的亲水玻璃纸,抖掉多余的浸泡液,盖在粪样上,用橡皮塞或另一块较厚的载玻片覆于玻璃纸上垂直均匀用力压制,使粪便均匀地展开至玻璃纸边缘。置于 30～37 ℃温箱 30 min,或 25 ℃、75％湿度下 1 h。

(3) 镜检:将透明后的加藤片置于光学显微镜的载物台上在低倍镜下寻找钩虫卵。

(4) 定量(必要时选作):每张涂片发现的钩虫卵全片计数,将虫卵数乘以 24,再乘以粪便性状系数(成形便系数为 1,半成型便系数为 1.5,软湿便系数为 2,粥样便系数为 3,水泻便系数为 4),即为每克粪便虫卵数。

73. 从痰液中可能检查到的常见寄生虫有哪些?

答:从痰液中可能检查到的寄生虫有蛔虫(幼虫)、钩虫(幼虫)、粪类圆线虫(幼虫)、兽比翼线虫(虫卵、成虫)、肺吸虫(虫卵)、细粒棘球绦虫(原头节)、溶组织内阿米巴(滋养体)、蠊缨滴虫(滋养体)、粉螨等。

74. 可从十二指肠引流液检获的常见寄生虫有哪些?

答:从十二指肠引流液中可能检获的常见寄生虫有:肝吸虫(虫卵)、贾第虫(滋养体、包囊)、肝片形吸虫(虫卵)。

75. 从脑脊液中可能检获的常见寄生虫有哪些?

答:从脑脊液中可能检获的常见寄生虫有:广州管圆线虫(幼虫)、粪类圆线虫(幼虫)、棘颚口线虫(幼虫)、肺吸虫(虫卵)、血吸虫(虫卵)、细粒棘球绦虫(原头节)、溶组织内阿米巴(滋养体)、棘阿米巴(滋养体)、耐格里属阿米巴(滋养体)、弓形虫(速殖子)。

76. 可从血液中检获的常见寄生虫有哪些?

答:从血液中可能检获的常见寄生虫有:丝虫(微丝蚴)、疟原虫(环状体、大滋养体、裂殖体、配子体)、弓形虫(速殖子)、锥虫、巴贝西虫。

77. 疟原虫最常用的病原学检查方法是什么? 简述其操作步骤和注意事项。

答:疟原虫最常用的病原学检查方法是厚薄血膜染色镜检法。操作步骤为:

(1) 采血。

(2) 薄血膜制片:在载玻片 1/3 与 2/3 交界处蘸血一小滴,以一端缘光滑的载片为推片,将推片的一端置于血滴之前,待血液沿推片端缘扩散后,自右向左推成薄血膜。

(3) 厚血膜制片:载玻片的另一端(右)1/3 处蘸血一小滴(约 $3\mu l$),以推片的一角,将血滴自内向外做螺旋形摊开,使之成为直径约 0.8～1 cm,厚薄均匀的厚血膜。厚血膜为多层血细胞的重叠,约等于 20 倍薄血膜的厚度。

(4) 薄血膜固定、厚血膜溶血:充分晾干血片,用小玻棒蘸甲醇或无水酒精在薄血膜上轻轻抹过进行固定。如薄、厚血膜在同一玻片上,须注意切勿将固定液带到厚血膜上,因厚血膜固定之前必须先进行溶血。可用滴管滴水于厚血膜上,待血膜呈灰白色时,将水倒去,晾干。

(5) 染色:用 pH7.0～7.2 的缓冲液,将 Giemsa 染液稀释;比例约为 15～20 份缓冲液加 1 份 Giemsa 染液。用蜡笔划出染色范围,将稀释的姬氏染液滴于已固定的薄、厚血膜上,室温染色半小时,再用上述缓冲液冲洗。

(6)镜检:血片晾干后置于光学显微镜下油镜观察。厚薄血膜染色镜检法检查疟原虫注意事项包括:恶性疟病人以发作时查血最为适宜,其余四种疟疾,无论在发作期和间歇期均可查到疟原虫,但以在疟疾发作后数小时至 10 h 内采血检查为佳。正确的诊断与涂片质量、染色效果、镜检员的技术水平、镜检观察的视野数以及显微镜的维护等有密切关系。应保证涂片的血量足够,涂片标准;染色需采用新鲜配制高质量染液,注意染液的 pH 值、染色时间;必须同时进行厚薄血片染色镜检,不可仅检测薄血膜或厚血膜;须在油镜下检查;检查报告需须明确检获的疟原虫虫种。

78. 疑似急性阿米巴痢疾患者常采用何种检查方法? 有何注意事项?

答:疑似急性阿米巴痢疾患者常采用生理盐水直接涂片法检查粪便中的滋养体。使用该方法时需注意下列事项:滋养体自粪便排出后迅速死亡,难以检获,故必须及时检查新鲜粪便;滋养体主要存在于脓血中,粪便取材应注意取黏液脓血便中黏液、脓血部分送检;盛粪便容器必须洁净、干燥、无尿液、水混入,无药物残留,无泥土、杂质污染;天气寒冷时,标本送检需注意保温,以防滋养体死亡。镜下检查应按一定顺序检查,全片未检获滋养体方可结束,以免漏检。

79. 粪便检查发现溶组织内阿米巴包囊样病原体,能否确定其为溶组织内阿米巴包囊? 为什么? 应如何报告? 溶组织内阿米巴包囊病原学检查应注意和何种原虫包囊鉴别? 如何鉴别?

答:粪便检查发现溶组织内阿米巴包囊样病原体,不能确定其为溶组织内阿米巴包囊,因为迪斯帕内阿米巴包囊与溶组织内阿米巴包囊形态一致,显微镜下无法鉴别。故应报告检获溶组织内阿米巴/迪斯帕内阿米巴包囊。溶组织内阿米巴包囊病原学检查需注意与肠道内共栖的结肠内阿米巴包囊鉴别,溶组织内阿米巴包囊一般呈圆球形,直径约 $10\sim20~\mu\mathrm{m}$,包囊内可有 $1\sim4$ 个核,其中 4 核包囊为成熟包囊。未成熟包囊胞质内含有糖原泡和拟染体。铁苏木素染色后拟染体一般呈深染的长棒状,两端钝圆,或呈方形,偶尔呈卵圆形。细胞核呈车轮状,核周染粒细小,大小一致,排列规则,深染的核仁位于核中心;结肠内阿米巴包囊直径为 $10\sim30~\mu\mathrm{m}$,核 $1\sim8$ 个,铁苏木素染色后可见其拟染色体呈碎片状或草束状,核膜内缘核周染色质粒不均匀,核仁常偏位。

80. 目前认为隐孢子虫检验的最佳染色方法是什么? 为什么?

答:目前认为隐孢子虫检验的最佳染色方法是金胺-酚-改良抗酸复染法。因为粪便涂片经金胺-酚染色,或用改良抗酸染色法分别染色时,有些标本前者出现非特异性荧光颗粒,后者出现红色颗粒。这些颗粒貌似卵囊,鉴别时存在一定困难。经金胺-酚-改良抗酸复染法染色后的标本,在光镜低倍下非特异性颗粒呈小黑点状,油镜观察则为大小不等,形状不规则的蓝黑色颗粒,而卵囊则为鲜艳发亮的玫瑰红色,两者的颜色和形态明显不同,极易区别。本方法解决了粪便涂片经金胺—酚染色、改良抗酸染色法分别染色时非特异性荧光颗粒或红色颗粒干扰判断的问题,故为检查隐孢子虫卵囊最佳染色方法。

81. 可采用活组织检查进行检查的寄生虫有哪些?

答:可采用活组织检查进行检查的寄生虫有:丝虫(成虫)、旋毛虫(幼虫囊包)、肺吸虫(幼虫)、血吸虫(虫卵)、猪带绦虫(囊尾蚴)、曼氏迭宫绦虫(裂头蚴)、溶组织内阿米巴(滋养体)、贾第虫(滋养体)、利什曼原虫(无鞭毛体)、蝇蛆。

"人体寄生虫学"模拟试卷

模 拟 卷 一

一、名词解释(每题 4 分,共 24 分)

1. 中间宿主   2. 感染期   3. 夜现周期性   4. 疟疾再燃   5. 虫媒病   6. 隐性感染

二、填空题(每空 1 分,共 30 分)

1. 寄生虫对宿主的作用包括_____,_____,_____。
2. 寄生虫病的流行具有_____,_____,_____等特点。
3. 医学节肢动物对人体的直接危害包括_____,_____,_____,_____。
4. 常见致病性自由生活阿米巴包括_____,_____。
5. 列出下列寄生虫的感染期:钩虫_____,血吸虫_____,肝吸虫_____,丝虫_____,黑热病原虫_____,阴道毛滴虫_____,溶组织内阿米巴_____。
6. 寄生虫病的流行环节包括_____,_____,_____等。
7. 原虫的运动细胞器有_____,_____,_____,_____,与原虫的运动有关,也是原虫分类的重要标志。
8. 生活史中能对人体肺部造成损害的寄生虫有_____,_____,_____等。

三、选择题(在下列各小题的备选答案中,请把你认为正确答案的题号,填入题干的括号内。每题 1 分,共 22 分)

1. 下列不属食源性寄生虫的是(　　　　)。
   A. 血吸虫   B. 旋毛虫   C. 曼氏迭宫绦虫   D. 弓形虫
   E. 肺吸虫

2. 黑热病的传播媒介为（　　　）。

　　A. 蚊　　　B. 蝇　　　C. 蚤　　　D. 白蛉　　　E. 蜱

3. 诊断棘球蚴病患者下列哪一项是错误的（　　　）。

　　A. 询问病史　　　B. X 线检查　　　C. 免疫学检查

　　D. 诊断性穿刺　　　E. CT 及同位素扫描

4. 人体猪囊尾蚴病的感染途径和感染阶段为（　　　）。

　　A. 经口食入猪囊尾蚴　　　　　　B. 经皮肤感染猪囊尾蚴

　　C. 经口食入链状带绦虫卵　　　　D. 经皮肤感染六钩蚴

　　E. 经胎盘感染六钩蚴

5. 下列哪项不是旋毛虫病的防治原则（　　　）。

　　A. 治疗病人　　　B. 加强肉类检疫及肉类制品卫生检查

　　C. 改变养猪方法，提倡圈养　　　D. 管理好粪便和水源

　　E. 灭鼠、搞好环境卫生

6. 日本血吸虫卵主要沉着在宿主的（　　　）。

　　A. 肝组织　　　B. 肠壁组织　　　C. 生殖器官组织

　　D. 肝及结肠肠壁组织　　　　　　E. 膀胱组织

7. 蛲虫病的主要症状是（　　　）。

　　A. 贫血　　　B. 腹泻　　　C. 肛门瘙痒　　　D. 食欲减退

　　E. 烦躁不安

8. 诊断急性阿米巴痢疾最常用的方法是（　　　）。

　　A. 粪便涂片铁苏木素染色法　　　B. 粪便涂片碘液染色法

　　C. 粪便生理盐水直接涂片法　　　D. 粪便培养法

　　E. 肠检直接观察肠黏膜病变

9. 通过夺取营养造成人体损害的寄生虫主要是（　　　）。

　　A. 链状带绦虫囊尾蚴　　　B. 肥胖带绦虫

　　C. 华支睾吸虫　　　　　　D. 斯氏狸殖吸虫童虫

　　E. 卫氏并殖吸虫

10. 下列哪种寄生虫病不是我国五大寄生虫病之一？（　　　）

　　A. 疟疾　　　B. 黑热　　　C. 弓形虫病　　　D. 钩虫病

　　E. 丝虫病

11. 寄生虫病最可靠的诊断方法是（　　　）。

　　A. 皮内试验　　　B. 循环抗体检测　　　C. 循环抗原检测

　　D. 病原学检查　　　E. 粪便检查

12. 阴道毛滴虫的感染方式是（　　　）。

　　A. 经口　　　B. 经皮肤　　　C. 经接触　　　D. 经胎盘

  E. 经昆虫媒介

13. 确诊钩虫病最常用、阳性率高的方法是(   )。

  A. 饱和盐水漂浮法   B. 直接涂片法   C. 自然沉淀法

  D. 肛门拭子法   E. 肠黏膜活组织检查

14. 丝虫病实验诊断主要靠采外周血检查(   )。

  A. 丝虫成虫   B. 丝状蚴   C. 微丝蚴   D. 腊肠期幼虫

  E. 杆状蚴

15. 治疗肠道原虫常用的药物是(   )。

  A. 阿苯达唑   B. 甲苯达唑   C. 噻嘧啶   D. 甲硝唑

  E. 左旋咪唑

16. 血吸虫感染的免疫属于(   )。

  A. 消除性免疫   B. 体液免疫   C. 带虫免疫

  D. 伴随免疫   E. 细胞免疫

17. 在吸虫生活史中第一中间宿主通常是(   )。

  A. 人   B. 其他哺乳动物   C. 蛙类   D. 淡水鱼虾

  E. 淡水螺

18. 下列线虫中需要中间宿主的是(   )。

  A. 蛔虫   B. 蛲虫   C. 鞭虫   D. 十二指肠钩虫

  E. 班氏丝虫

19. 下列属于生物源性蠕虫的是(   )。

  A. 钩虫、丝虫、蛔虫   B. 鞭虫、旋毛虫、姜片虫

  C. 姜片虫、猪带绦虫、肝吸虫   D. 蛔虫、血吸虫、旋毛虫

  E. 血吸虫、猪带绦虫、蛲虫

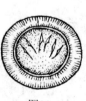 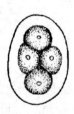 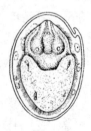

    图01   图02   图03

20. 图 01 是(   )。

  A. 钩虫卵   B. 蛲虫卵   C. 鞭虫卵   D. 带绦虫卵

  E. 成熟包囊

21. 图 02 是(   )。

A. 钩虫卵　　　B. 蛔虫卵　　　C. 肝吸虫卵　　　D. 鞭虫卵
E. 蛲虫卵
22. 图 03 是(　　　)。
A. 肺吸虫卵　　　B. 肝吸虫卵　　　C. 姜片虫卵　　　D. 血吸虫卵
E. 蛲虫卵

四、简答题(每题 8 分,共 24 分)

1. 简述晚期血吸虫病的临床表现及防治原则。
2. 经口感染的寄生虫有哪些? 其感染阶段各是什么(列举不少于 4 个虫种)?
3. 简述疟原虫贫血与钩虫贫血机制。

模 拟 卷 二

一、名词解释(每题 3 分,共 18 分)

1. 保虫宿主　　2. 旅游者腹泻　　3. 伴随免疫　　4. 机会致病寄生虫
5. 疟疾复发　　6. 生物性传播

二、填空题(每空 1 分,共 28 分)

1. 典型的疟疾发作表现为_____、_____和_____三个连续的阶段。
2. 医学原虫的生殖方式分为:无性生殖和有性生殖。前者分为_____、_____和_____;后者分为_____和_____。
3. 卫氏并殖吸虫的致病过程分为_____、_____和_____三期。
4. 对屠宰肉类(牛羊猪等各种肉类)进行检疫,可能检查出的寄生虫有_____、_____和_____。
5. 蚊生活史分为卵、_____、_____和成虫四个时期,属于完全_____。
6. 人体感染囊虫病的方式有_____,_____,_____。
7. 可导致腹泻的原虫有_____、_____、_____和_____等。
8. _____、_____、_____、_____等寄生虫导致的寄生虫病可能是获得性免疫缺陷综合征(艾滋病)的并发症。

三、选择题(每题 1 分,共 30 分)

1. 似蚓蛔线虫对人体最严重的危害是( )。
   A. 成虫寄生导致并发症   B. 幼虫移行对肺部的损伤   C. 营养不良
   D. 代谢产物引起的变态反应   E. 成虫的机械刺激作用

2. 恶性疟原虫完成一代红细胞内裂体增殖周期所需时间为( )。
   A. 48 小时   B. 36~48 小时   C. 72 小时
   D. 24~36 小时   E. 24 小时

3. 关于丝虫生活史的描述,下列哪项正确?( )
   A. 在蚊体内只有发育而无增殖   B. 在蚊体内既有发育也有增殖
   C. 在人体内仅 发育而无增殖   D. 在人体内仅增殖而无发育
   E. 在蚊体和人体内都是既发育又增殖

4. 对中间宿主选择极不严格的原虫是( )。
   A. 间日疟原虫   B. 杜氏利什曼原虫   C. 阴道毛滴虫
   D. 刚地弓形虫   E. 三日疟原虫

5. 日本血吸虫卵主要沉着在宿主的( )。
   A. 肝组织   B. 肠壁组织   C. 生殖器官组织
   D. 肝及结肠肠壁组织   E. 膀胱组织

6. 钩虫病的主要防治措施是( )。
   A. 加强粪便管理   B. 灭蚊、防蚊
   C. 避免赤脚下田园和用鲜粪施肥
   D. 注意个人卫生,不饮生水
   E. 勿食生的或未熟的猪肉

7. 疟原虫的哪个阶段进入蚊体内才能继续发育?( )
   A. 子孢子   B. 环状体   C. 大滋养体   D. 裂殖体
   E. 雌、雄配子体

8. 下列哪项不是经皮肤侵入人体的寄生虫?( )
   A. 钩虫、丝虫   B. 丝虫、蛲虫   C. 粪类原线虫、利什曼原虫
   D. 疟原虫、利什曼原虫   E. 丝虫、粪类原线虫

9. 日本血吸虫可尾蚴可引起( )。
   A. Ⅰ型和Ⅱ型超敏反应   B. Ⅱ型和Ⅳ型超敏反应
   C. Ⅲ型和Ⅳ型超敏反应   D. Ⅰ型和Ⅳ型超敏反应
   E. 以上均不是

10. 诊断牛带绦虫病最好的方法是( )。

A. 粪便直接涂片法　　　B. 粪便水洗沉淀法　　　C. 肛门拭子法

D. 粪便饱和盐水浮聚法　　　E. 小试管幼虫培养法

11. 局部贴敷生肉,可能感染(　　　)。

A. 猪带绦虫病　　　B. 曼氏迭宫绦虫病　　　C. 曼氏裂头蚴病

D. 细粒棘球绦虫病　　　E. 微小膜壳绦虫病

12. 预防猪囊虫病的措施之一是(　　　)。

A. 及时治疗猪带绦虫病　　　B. 严格肉类检查　　　C. 不吃未熟猪肉

D. 防止猪粪污染饮食　　　E. 切生、熟食物的刀板分开

13. 关于下图的描述哪项是错误的? (　　　)

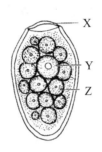

A. 上图是肝吸虫卵图　　　B. 图中 X 所指的结构是卵盖

C. 图中 Y 所指的结构是卵细胞　　　D. 图中 Z 所指的结构是卵黄细胞

E. 虫卵最宽处多近卵盖端

14. 隐孢子虫感染者的病原学诊断通常为取粪便(　　　)。

A. 查卵囊　　　B. 查滋养体　　　C. 查合子　　　D. 查配子体

E. 查裂殖体

15. 诊断疟疾最常用的方法是(　　　)。

A. 皮内试验　　　B. 骨髓穿刺　　　C. 厚薄血膜涂片法

D. 加藤厚涂片法　　　E. 生理盐水涂片法

16. 与饮食习惯有密切关系的人体寄生虫病除华支睾吸虫病、并殖吸虫病外,还有(　　　)。

A. 黑热病和肺孢子虫病　　　B. 弓形虫病和肺孢子虫病

C. 弓形虫病和带绦虫病　　　D. 黑热病和阿米巴病

E. 带绦虫病和血吸虫病

17. 人兽共患寄生虫病的定义是(　　　)。

A. 脊椎动物传给人的寄生虫病

B. 人传给脊椎动物的寄生虫病

C. 脊椎动物与人之间自然地传播着的寄生虫病

    D. 脊椎动物之间自然地传播着的寄生虫病

    E. 需要人和脊椎动物参与才能完成生活史的寄生虫病

18. 生活史中幼虫需经肺部移行的寄生虫为（　　　　）。

    A. 蠕形住肠线虫　　　　B. 旋毛形线虫　　　　C. 钩虫　　　　D. 丝虫

    E. 毛首鞭形线虫

19. 鞭虫的感染阶段为（　　　　）。

    A. 感染期虫卵　　　　B. 幼虫　　　　C. 杆状蚴　　　　D. 丝状蚴

    E. 微丝蚴

20. 某些寄生虫的感染期，被非正常宿主吞食后，孵出的幼虫虽可在这种非正常宿主体内长期生活，但不能发育为成虫，这种非正常宿主称为（　　　　）。

    A. 终宿主　　　　B. 中间宿主　　　　C. 保虫宿主　　　　D. 转续宿主

    E. 贮存宿主

21. 下列哪项不是弓形虫的主要感染阶段？（　　　　）

    A. 速殖子、卵囊　　　　B. 卵囊、缓殖子　　　　C. 包囊、假包囊

    D. 滋养体、卵囊　　　　E. 速殖子、裂殖体

22. 除阿苯达唑外，治疗囊虫病的有效药物还有哪种？（　　　　）

    A. 甲苯达唑　　　　B. 吡喹酮　　　　C. 槟榔含南瓜子剂

    D. 甲硝唑

23. 腹泻患者粪常规显微镜下检见大量如下图所示虫体，应鉴定为（　　　　）。

    A. 阿米巴滋养体　　　　B. 贾第虫包囊　　　　C. 结肠小袋纤毛虫滋养体

    D. 隐孢子虫卵囊　　　　E. 阴道滴虫滋养体

24. 阴道毛滴虫的感染方式是（　　　　）。

    A. 经口　　　　B. 经皮肤　　　　C. 经接触　　　　D. 经胎盘

    E. 经昆虫媒介

25. 寄生虫病最可靠的诊断方法是（　　　　）。

    A. 皮内试验　　　　B. 循环抗体检测　　　　C. 循环抗原检测

D. 病原学检查　　　E. 粪便检查

26. 下列不能寄生于肠道的寄生虫是(　　　)。
    A. 隐孢子虫　　　B. 旋毛虫　　　C. 猪带绦虫　　　D. 蝇幼虫
    E. 华支睾吸虫

27. 下列关于猪带绦虫的描述哪项是错误的?(　　　)
    A. 头节呈球形,具顶突、小钩和吸盘
    B. 学名是链状带绦虫
    C. 人误食了"米猪肉"可患囊尾蚴病
    D. 卵巢分左、右两叶及中央小叶
    E. 孕节中子宫每侧分 7~13 支

28. 下列哪项不是牛带绦虫和猪带绦虫生活史的共同点?(　　　)
    A. 中绦期是囊尾蚴　　　B. 人是唯一的终宿主
    C. 经口感染　　　　　　D. 感染阶段是虫卵
    E. 成虫寄生在小肠

29. 人误食新鲜粪便污染了的食物可能感染(　　　)。
    A. 蛔虫　　B. 溶组织内阿米巴　　　C. 丝虫　　　D. 钩虫
    E. 鞭虫

30. 既可营自生生活,也可引起严重脑部感染的原虫是(　　　)。
    A. 恶性疟原虫　　　B. 刚地弓形虫　　　C. 福氏内格里属阿米巴
    D. 溶组织内阿米巴　　　　　　　　　E. 布氏罗德西锥虫

四、问答题(每题 8 分,共 24 分)

1. 简述血吸虫的致病及防治原则。

2. 在我国能引起脑部损伤的寄生虫有哪些? 它们的感染阶段各是什么(不少于 6 种)?

3. 我国有哪些对人体致病以贫血为主要临床症状的寄生虫? 试举例说明其贫血机制。

模 拟 卷 三

一、名词解释(每题 4 分,共 20 分)

1. 机会致病性寄生虫　　2. 世代交替　　3. 带虫免疫　　4. 疟疾复发
5. 夜现周期性

二、填空题(每空 1 分,共 21 分)

1. 寄生虫不同发育阶段所需要的宿主可分为以下四种类别:_____、_____、_____、_____。

2. 寄生虫病流行的三个基本环节是:_____、_____、_____。

3. 钩虫的感染期为:_____,诊断期为:_____。

4. 肝吸虫的第一中间宿主为:_____,第二中间宿主为:_____。

5. 猪带绦虫成虫寄生人体导致:_____;幼虫寄生人体导致:_____。

6. 溶组织内阿米巴的致病期为:_____,感染期为_____。

7. 疟原虫的传播媒介为:_____性_____蚊,人体的感染阶段为_____。疟原虫生活史中增殖(生殖)方式包括,在人红细胞内行:_____,在蚊胃内行:_____,在蚊胃壁卵囊内行:_____。

三、单项选题(在下列各小题的备选答案中,请把你认为正确答案的题号,填入题干的括号内,少选、多选不给分。每题 1 分,共 35 分)

1. 可营自生生活的机会致病性线虫是(　　　　　)。
   A. 旋毛形线虫　　　　　B. 粪类圆线虫　　　　　C. 结膜吸吮线虫
   D. 广州管圆线虫　　　　E. 美洲板口线虫

2. 血液涂片检查有可能发现的、并且具有波动膜的寄生虫为(　　　　　)。
   A. 疟原虫　　　B. 黑热病原虫　　　C. 微丝蚴　　　D. 锥虫
   E. 弓形虫

3. 弓形虫病的特殊免疫学检查方法为(　　　　)。
   A. 环卵沉淀　　　B. 尾蚴膜试验　　　C. 染色试验
   D. 囊液免疫印迹　　　　　　　　E. 循环抗原金标快速检测

4. 适合使用透明胶纸法检查的寄生虫为(　　　　)。
　　A. 蛔虫　　　B. 牛带绦虫　　　C. 姜片吸虫　　　D. 恙虫
　　E. 蝇蛆病

5. 既可营自生生活,也可引起严重脑部感染的原虫是(　　　　)。
　　A. 恶性疟原虫　　　B. 刚地弓形虫　　　C. 福氏内格里属阿米巴
　　D. 溶组织内阿米巴　　　E. 布氏罗德西锥虫

6. 血吸虫的中间宿主为(　　　　)。
　　A. 豆螺　　　B. 钉螺　　　C. 淡水鱼虾　　　D. 扁卷螺
　　E. 溪蟹

7. 粪便直接生理盐水涂片法检见下图所示虫卵,应鉴定为(　　　　)。
　　A. 姜片虫卵　　　B. 肝吸虫卵　　　C. 血吸虫卵　　　D. 蛔虫卵
　　E. 绦虫卵

侧棘

8. 在吸虫生活史中第一中间宿主通常是(　　　　)。
　　A. 人　　　B. 其他哺乳动物　　　C. 蛙　　　D. 淡水鱼虾
　　E. 淡水螺

9. 猫既可以作为终宿主,又可作为中间宿主的寄生虫是(　　　　)。
　　A. 曼氏迭宫绦虫　　　B. 牛带绦虫　　　C. 弓形虫
　　D. 卫氏并殖吸虫　　　E. 肝吸虫

10. 常用的具有了解虫荷的实验诊断方法为(　　　　)。
　　A. 生理盐水直接涂片法　　　B. 饱和盐水飘浮法　　　C. 尼龙袋集卵法
　　D. 透明胶纸法　　　E. 改良加藤厚涂片法

11. 虫卵和幼虫均能感染人的寄生虫是(　　　　)。
　　A. 旋毛虫　　　B. 钩虫　　　C. 血吸虫　　　D. 猪带绦虫
　　E. 牛带绦虫

12. 肠黏膜活组织检查可用于确诊(　　　　)。
　　A. 布氏姜片吸虫病　　　B. 日本血吸虫病　　　C. 斯氏狸殖吸虫病

　　　　D. 华支睾吸虫病　　　　　　E. 卫氏并殖吸虫病

13. 腹泻患者粪常规显微镜下检见大量如下图所示虫体,应鉴定为(　　　　)。

　　　　A. 阿米巴滋养体　　　B. 贾第虫包囊　　　　C. 结肠小袋纤毛虫滋养体

　　　　D. 隐孢子虫卵囊　　　E. 阴道滴虫滋养体

14. 阴道毛滴虫的感染方式是(　　　　)。

　　　　A. 经口　　　　B. 经皮肤　　　　C. 经接触　　　　D. 经胎盘

　　　　E. 经昆虫媒介

15. 能致眼部病变的人体寄生虫有(　　　　)。

　　　　A. 黑热病原虫、曼氏迭宫绦虫、疟原虫

　　　　B. 卡氏棘阿米巴、裂头蚴、猪囊尾蚴

　　　　C. 弓形虫、细粒棘球蚴、肺孢子虫

　　　　D. 隐孢子虫、华支睾吸虫、钩蚴

　　　　E. 弓形虫、溶组织内阿米巴、疟原虫

16. 丝虫病实验诊断主要靠采外周血检查(　　　　)。

　　　　A. 成虫　　　　B. 丝状蚴　　　　C. 微丝蚴　　　　D. 腊肠期幼虫

　　　　E. 杆状蚴

17. 蛔虫对人的严重危害在于(　　　　)。

　　　　A. 成虫排卵量大　　　　B. 成虫夺取营养　　　　C. 成虫引起并发症

　　　　D. 幼虫经肺移行　　　　E. 虫体代谢产物或崩解物的刺激

18. 疟疾免疫属于(　　　　)。

　　　　A. 消除性免疫　　　　B. 体液免疫　　　　C. 带虫免疫

　　　　D. 伴随免疫　　　　E. 细胞免疫

19. 溶组织内阿米巴病的传染源为(　　　　)。

　　　　A. 急性期患者　　　B. 阿米巴肝脓肿患者　　　C. 阿米巴肺脓肿患者

　　　　D. 阿米巴脑脓肿患者　　　　E. 粪便中持续携带包囊者

20. 在丝虫病流行中起重要作用的传染源为(　　　　)。

　　　　A. 血中带有微丝蚴的病人　　　　　　B. 中华按蚊和淡色库蚊

C. 血中带有丝状蚴的带虫者   D. 严重象皮肿病人

E. 以上都不是

21. 在下列疾病中,哪项不是人兽共患寄生虫病?(   )

A. 蛲虫病   B. 血吸虫病   C. 囊虫病   D. 蝇蛆病

E. 肺吸虫病

22. 在旋毛虫病流行中起重要作用的传染源为(   )。

A. 猪   B. 兔   C. 鸡   D. 病人   E. 蛇

23. 粪便生理盐水涂片检查镜下见如下图所示虫卵,应鉴定为(   )。

A. 肺吸虫卵   B. 蛔虫卵   C. 鞭虫卵   D. 钩虫卵

E. 绦虫卵

卵周隙

24. 人误食新鲜粪便污染了的食物可能感染(   )。

A. 蛔虫   B. 溶组织内阿米巴   C. 丝虫   D. 钩虫

E. 鞭虫

25. 下列哪项不是钩虫引起宿主贫血的原因?(   )

A. 虫体活动造成的组织或血管损伤

B. 钩虫吸血时分泌抗凝血物质

C. 宿主脾功能亢进

D. 频繁更换咬附部位,使伤口慢性失血

E. 钩虫吸血后血液又迅速经其消化道排出

26. 下列哪种病变不是丝虫感染引起的?(   )

A. 淋巴结炎   B. 淋巴管炎   C. 血管炎   D. 乳糜尿

E. 四肢象皮肿

27. 寄生虫病最可靠的诊断方法是(   )。

A. 皮内试验   B. 循环抗体检测   C. 循环抗原检测

D. 病原学检查   E. 粪便检查

28. 寄生虫免疫逃避的含义是指寄生虫(   )。

A. 抗原变异　　　　B. 释放可溶性抗原　　　　C. 改变宿主的免疫应答

D. 体表结合宿主抗原　　　　E. 逃避宿主免疫力的攻击而继续生存

29. 下列关于猪带绦虫的描述哪项是错误的?（　　　　）

A. 头节呈球形,具顶突、小钩和吸盘

B. 学名是链状带绦虫

C. 人误食了"米猪肉"可患囊尾蚴病

D. 卵巢分左、右两叶及中央小叶

E. 孕节中子宫每侧分 7~13 支

30. 下列哪项不是牛带绦虫和猪带绦虫生活史的共同点?（　　　　）

A. 中绦期是囊尾蚴　　　　B. 人是唯一的终宿主　　　　C. 经口感染

D. 感染阶段是虫卵　　　　E. 成虫寄生在小肠

31. 关于班氏微丝蚴下列哪项不正确?（　　　　）

A. 虫体细长,头端钝圆,尾端尖细

B. 体态柔和,弯曲较大

C. 头间隙较长,长度约为宽度的 2 倍

D. 体核圆形,排列疏松,清晰可数

E. 无尾核

32. 关于旋毛形线虫的描述,下列哪项是错误的?（　　　　）

A. 旋毛虫为一种动物源性寄生虫

B. 在同一宿主体内即可完成生活史全过程

C. 成虫寄生在宿主小肠内

D. 幼虫寄生在宿主肌肉内形成囊包

E. 感染阶段为含幼虫的囊包

33. 恶性疟无复发的原因是（　　　　）。

A. 传播媒介易消灭　　　　B. 人有先天性免疫力

C. 症状一般较轻　　　　D. 不会产生抗药性

E. 无迟发型子孢子

34. 下列哪项不是疟疾导致贫血的原因?（　　　　）

A. 原虫对红细胞的破坏　　　　B. 脾功能亢进

C. 骨髓造血功能的抑制　　　　D. 周期性发热

E. 免疫病理因素如:补体激活导致红细胞溶解

35. 棘球蚴病的确诊依据为（　　　　）。

A. 有接触犬羊的历史　　　　B. 病人来自流行区

C. CT 检查有占位性病变　　　　D. 局部包块形成

E. 查到原头蚴

四、问答题(每题 8 分,共 24 分)

1. 寄生虫对人体产生的损害有哪些?
2. 经输血感染的寄生虫有哪几种(至少 3 种)? 相应的实验诊断方法有哪些?
3. 简述血吸虫成虫的寄生部位? 血吸虫卵由成虫产出,到入水的途径和关键机制? 血吸虫病的实验诊断方法?

模 拟 卷 四

一、名词解释(每题 4 分,共 24 分)

1. 生活史　　2. 感染期　　3. 转续宿主　　4. 疟疾再燃　　5. 生物性传播　　6. 隐性感染

二、填空题(每空 1 分,共 30 分)

1. 寄生虫对宿主的作用包括_____,_____,_____。
2. 寄生虫病的流行具有_____,_____,_____等特点。
3. 医学节肢动物对人体的直接危害包括_____,_____,_____,_____。
4. 常见的肠外阿米巴病包括_____,_____,_____。
5. 列出下列寄生虫的感染期:钩虫_____,血吸虫_____,肝吸虫_____,丝虫_____,黑热病原虫_____,间日疟原虫_____,溶组织内阿米巴_____。
6. 寄生虫病的流行环节包括_____,_____,_____等。
7. 原虫的运动细胞器有_____,_____,_____,_____,与原虫的运动有关,也是原虫分类的重要标志。
8. 生活史中能对人体肺部造成损害的寄生虫有_____,_____,_____等。

三、选择题(在下列各小题的备选答案中,请把你认为正确答案的题号,填入题干的括号内。每题 1 分,共 22 分)

1. 下列不属食源性寄生虫的是(　　　　)。
   A. 血吸虫　　　B. 旋毛虫　　　C. 曼氏迭宫绦虫　　　D. 弓形虫
   E. 肺吸虫

2. 黑热病的传播媒介为（　　　　）。

　　A. 蚊　　　B. 蝇　　　C. 蚤　　　D. 白蛉　　　E. 蜱

3. 诊断棘球蚴病患者下列哪一项是错误的？（　　　　）

　　A. 询问病史　　　B. X 线检查　　　C. 免疫学检查

　　D. 诊断性穿刺　　　E. CT 及同位素扫描

4. 人体猪囊尾蚴病的感染途径和感染阶段为（　　　　）。

　　A. 经口食入猪囊尾蚴　　　　　　B. 经皮肤感染猪囊尾蚴

　　C. 经口食入链状带绦虫卵　　　　D. 经皮肤感染六钩

　　E. 经胎盘感染六钩蚴

5. 下列哪项不是旋毛虫病的防治原则（　　　　）。

　　A. 治疗病人　　　　　　　　　B. 加强肉类检疫及肉类制品卫生检查

　　C. 改变养猪方法，提倡圈养　　D. 管理好粪便和水源

　　E. 灭鼠、搞好环境卫生

6. 日本血吸虫卵主要沉着在宿主的（　　　　）。

　　A. 肝组织　　　B. 肠壁组织　　　C. 生殖器官组织

　　D. 肝及结肠肠壁组织　　　　　　E. 膀胱组织

7. 蛲虫病的主要症状是（　　　　）。

　　A. 贫血　　　B. 腹泻　　　C. 肛门瘙痒　　　D. 食欲减退

　　E. 烦躁不安

8. 诊断急性阿米巴痢疾最常用的方法是（　　　　）。

　　A. 粪便涂片铁苏木素染色法　　　B. 粪便涂片碘液染色法

　　C. 粪便生理盐水直接涂片法　　　D. 粪便培养法

　　E. 肠检直接观察肠粘膜病变

9. 通过夺取营养造成人体损害的寄生虫主要是（　　　　）。

　　A. 链状带绦虫囊尾蚴　　　　　　B. 肥胖带绦虫

　　C. 华支睾吸虫　　　　　　　　　D. 斯氏狸殖吸虫童虫

　　E. 卫氏并殖吸虫

10. 下列那种寄生虫病不是我国五大寄生虫病之一？（　　　　）

　　A. 疟疾　　　B. 黑热　　　C. 弓形虫病　　　D. 钩虫病

　　E. 丝虫病

11. 寄生虫病最可靠的诊断方法是（　　　　）。

　　A. 皮内试验　　　B. 循环抗体检测　　　C. 循环抗原检测

　　D. 病原学检查　　　E. 粪便检查

12. 阴道毛滴虫的感染方式是（　　　　）。

　　A. 经口　　　B. 经皮肤　　　C. 经接触　　　D. 经胎盘

E. 经昆虫媒介

13. 肉眼鉴别美州钩虫和十二指肠钩虫的主要依据是( )。
    A. 虫体大小　　　　B. 口囊构造　　　C. 体形特征
    D. 交合伞构造　　　E. 尾刺有无

14. 丝虫病实验诊断主要靠采外周血检查( )。
    A. 丝虫成虫　　　B. 丝状蚴　　　C. 微丝蚴　　　D. 腊肠期幼虫
    E. 杆状蚴

15. 治疗肠道原虫常用的药物是( )。
    A. 阿苯达唑　　　B. 甲苯达唑　　　C. 噻嘧啶
    D. 甲硝唑　　　　E. 左旋咪唑

16. 血吸虫感染的免疫属于( )。
    A. 消除性免疫　　　B. 体液免疫　　　C. 带虫免疫
    D. 伴随免疫　　　　E. 细胞免疫

17. 在吸虫生活史中第一中间宿主通常是( )。
    A. 人　　　B. 其他哺乳动物　　　C. 蛙类　　　D. 淡水鱼虾
    E. 淡水螺

18. 下列线虫中需要中间宿主的是( )。
    A. 蛔虫　　　B. 蛲虫　　　C. 鞭虫　　　D. 十二指肠钩虫
    E. 班氏丝虫

19. 下列属于生物源性蠕虫的是( )。
    A. 钩虫、丝虫、蛔虫　　　　　B. 鞭虫、旋毛虫、姜片虫
    C. 姜片虫、猪带绦虫、肝吸虫　　D. 蛔虫、血吸虫、旋毛虫
    E. 血吸虫、猪带绦虫、蛲虫

20. 图 01 是( )。
    A. 钩虫卵　　　B. 蛲虫卵　　　C. 鞭虫卵　　　D. 带绦虫卵
    E. 成熟包囊

21. 图 02 是( )。
    A. 钩虫卵　　　B. 蛔虫卵　　　C. 肝吸虫卵　　　D. 鞭虫卵
    E. 蛲虫卵

22. 图 03 是( )。
    A. 肺吸虫卵　　　B. 肝吸虫卵　　　C. 姜片虫卵　　　D. 血吸虫卵
    E. 蛲虫卵

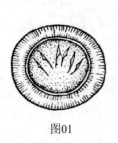 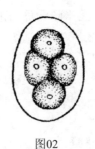 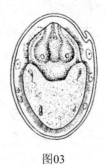

图01　　　　　　　　　　图02　　　　　　　　　图03

四、简答题(每题 8 分,共 24 分)

1. 简述血吸虫病的致病及防治原则。

2. 可以寄生于脑部的寄生虫有哪些? 其感染阶段各是什么(列举不少于 4 个虫种)?

3. 简述间日疟原虫生活史与致病的关系。

模 拟 卷 五

一、名词解释(每题 3 分,共 15 分)

1. 世代交替　　2. 感染阶段　　3. 带虫免疫　　4. 生命周期　　5. 机会致病寄生虫

二、填空题(每空 1 分,共 30 分)

1. 判断病媒节肢动物的证据有:_____、_____、_____和_____。

2. 疥螨生活史分为_____、_____、_____和成虫五个时期。

3. 卫氏并殖吸虫卵可在_____和_____中检查到。

4. 旋毛虫的致病过程分为_____、_____和_____三期。

5. 寄生虫病的传染源包括患者_____和_____。

6. 钩虫成虫寄生于_____,主要危害是能引起_____。其形成的原因有_____,_____,_____。

7. 人体感染囊虫病的方式有_____,_____,_____。

8. 典型的疟疾发作表现为_____、_____和_____三个连续的阶段。

9. 凶险型疟疾多见于_____感染者,_____疟原虫患者偶见。

10. 由_____和_____引起的疟疾只有再燃,而没有复发。

三、选择题(每题 1 分,共 35 分)

1. 吃生猪肉可能感染的寄生虫病是( )。
   A. 猪带绦虫病　　　B. 猪巨吻棘头虫病　　　C. 华支睾吸虫病
   D. 猪囊尾蚴病　　　E. 姜片虫病

2. 确诊华支睾吸虫病,最有价值的检测方法是( )。
   A. 肝功能检验　　　B. 皮内试验　　　C. 胆囊超声波检查
   D. 粪检虫卵　　　E. 检测循环抗原

3. 关于丝虫生活史的描述,下列哪项正确?( )
   A. 在蚊体内只有发育而无增殖　　　B. 在蚊体内既有发育也有增殖
   C. 在人体内仅发育而无增殖　　　D. 在人体内仅增殖而无发育
   E. 在蚊体和人体内都是既发育又增殖

4. 似蚓蛔线虫对人体最严重的危害是( )。
   A. 成虫寄生导致并发症　　　B. 幼虫移行对肺部的损伤
   C. 营养不良　　　D. 代谢产物引起的变态反应
   E. 成虫的机械刺激作用

5. 黑热病的临床表现之一是( )。
   A. 长期高热　　　B. 贫血性心脏病　　　C. 牙龈炎
   D. 全血细胞减少　　　E. 急性淋巴管炎

6. 下列哪项不是疟疾导致贫血的原因?( )
   A. 原虫对红细胞的破坏　　　B. 脾肿大功能亢进
   C. 骨髓造血功能的抑制　　　D. 周期性发热
   E. 补体激活导致红细胞溶解

7. 对中间宿主选择极不严格的原虫是( )。
   A. 间日疟原虫　　　B. 杜氏利什曼原虫　　　C. 阴道毛滴虫
   D. 刚地弓形虫　　　E. 三日疟原虫

8. 日本血吸虫卵主要沉着在宿主的( )。
   A. 肝组织　　　B. 肠壁组织　　　C. 生殖器官组织
   D. 肝及结肠肠壁组织　　　E. 膀胱组织

9. 关于下图,下列哪项是错误的?( )
   A. 字母 X 所指的是前鞭毛　　　B. 字母 Y 所指的是波动膜

    C. 字母 Z 所指的是后鞭毛   D. 虫体具有 5 根鞭毛

    E. 毛基体位于核的前缘

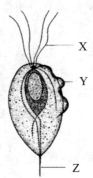

10. 刚地弓形虫寄生在人体的(　　　)。

    A. 红细胞内   B. 有核细胞内   C. 淋巴液中

    D. 血清中   E. 脑脊液中

11. 预防猪囊虫病的措施之一是(　　　)。

    A. 及时治疗猪带绦虫病   B. 严格肉类检查

    C. 不吃未熟猪肉   D. 防止猪粪污染饮食

    E. 切生、熟食物的刀板分开

12. 某村小学生突然出现由蛔蚴引起的集体性哮喘病,其原因可能与他们集体进行的哪种活动有关?(　　　)

    A. 池塘中游泳   B. 水田耕作   C. 田间拾麦穗

    D. 生食菱角   E. 生食红薯

13. 钩虫病的主要防治措施有(　　　)。

    A. 加强粪便管理   B. 灭蚊、防蚊

    C. 避免赤脚下田园和用鲜粪施肥

    D. 注意个人卫生,不饮生水

    E. 勿食生的或未熟的猪肉

14. 疟原虫的哪个阶段进入蚊体内才能继续发育?(　　　)

    A. 子孢子   B. 环状体   C. 大滋养体   D. 裂殖体

    E. 雌、雄配子体

15. 与饮食习惯有密切关系的人体寄生虫病除华支睾吸虫病、并殖吸虫病外,还有(　　　)。

    A. 黑热病和肺孢子虫病   B. 弓形虫病和肺孢子虫病

    C. 弓形虫病和带绦虫病   D. 黑热病和阿米巴病

    E. 带绦虫病和血吸虫病

16. 姜片虫病流行的关键因素是（　　　　）。
    A. 传染源的存在　　　　B. 虫卵有入水机会　　　C. 水中有扁卷螺
    D. 水生植物作媒介存在　　　E. 生食水生植物的习惯

17. 隐孢子虫感染者的病原学诊断通常为取粪便（　　　　）。
    A. 查卵囊　　　　B. 查滋养体　　　　C. 查合子　　　　D. 查配子体
    E. 查裂殖体

18. 旋毛虫幼虫通常寄生在人体的（　　　　）。
    A. 十二指肠和空肠　　　　B. 回肠　　　　C. 结肠　　　　D. 平滑肌
    E. 横纹肌

19. 关于下图的描述哪项是错误的？（　　　　）
    A. 此图是肝吸虫卵图　　　　B. 图中 X 所指的结构是卵盖
    C. 图中 Y 所指的结构是卵细胞　　　　D. 图中 Z 所指的结构是卵黄细胞
    E. 虫卵最宽处多近卵盖端

20. 可在人体内引起自体感染的绦虫是（　　　　）。
    A. 牛带绦虫　　　　B. 猪带绦虫　　　　C. 亚洲带绦虫
    D. 细粒棘球绦虫　　　　E. 曼氏迭宫绦虫

21. 预防猪囊虫病的措施之一是（　　　　）。
    A. 及时治疗猪带绦虫病　　　　B. 严格肉类检查
    C. 不吃未熟猪肉　　　　D. 防止猪粪污染饮食
    E. 切生、熟食物的刀板分开

22. 下列哪项不是牛带绦虫和猪带绦虫生活史的共同点？（　　　　）
    A. 中绦期是囊尾蚴　　　　B. 人是唯一的终末宿主　　　　C. 经口感染
    D. 感染阶段是虫卵　　　　E. 成虫寄生在小肠

23. 疟疾复发的机制主要是（　　　　）。
    A. 肝细胞内休眠子被激活　　　　B. 疟原虫发生抗原变异
    C. 机体免疫力下降　　　　D. 再次感染疟原虫
    E. 残存红内期疟原虫重新繁殖

24. 晚期血吸虫病的主要临床表现是（   　）。
    A. 腹痛、腹泻和黏液血便　　　　　B. 门脉高压症候群
    C. 黄疸、肝区疼痛、肝功能下降　　D. 咳嗽、咯血、发热、胸痛
    E. 神经系统并发症

25. 下列原虫感染中哪一种最为严重，预后最差？（   　）
    A. 阿米巴痢疾　　　B. 黑热病　　　C. 原发性阿米巴性脑膜脑炎
    D. 皮肤利什曼病　　E. 旅游者腹泻

26. 间日疟原虫的寄生特点不包括（   　）。
    A. 主要寄生在宿主的网织红细胞
    B. 被寄生的红细胞自大滋养体期开始胀大
    C. 被寄生的红细胞大小正常或缩小
    D. 被寄生的红细胞自大滋养体期开始出现薛氏点
    E. 被寄生的红细胞色淡、呈长圆形或多边形

27. 三日疟原虫完成一代红细胞内裂体增殖周期所需时间为（   　）。
    A. 48 小时　　　B. 36～48 小时　　　C. 72 小时
    D. 24～36 小时　　　E. 24 小时

28. 驱治猪带绦虫、牛带绦虫，通常可服用（   　）。
    A. 奎宁　　　B. 左旋咪唑　　　C. 甲硝唑　　　D. 枸橼酸乙胺嗪
    E. 南瓜子和槟榔

29. 诊断疟疾最常用的方法是（   　）。
    A. 皮内试验　　　　B. 骨髓穿刺　　　　C. 厚薄血膜涂片法
    D. 加藤厚涂片法　　E. 生理盐水涂片法

30. 环卵沉淀试验用于检验（   　）。
    A. 姜片虫病　　　B. 血吸虫病　　　C. 旋毛虫病
    D. 肝吸虫病　　　E. 肺吸虫病

31. 疟疾患者的肾病属于（   　）。
    A. Ⅰ型变态反应　　　B. Ⅱ型变态反应　　　C. Ⅲ型变态反应
    D. Ⅳ型变态反应　　　E. Ⅴ型变态反应

32. 从一患者的皮下结节中取出如下图所示的一虫体，其诊断考虑为
    （   　）。
    A. 牛带绦虫病　　　B. 猪带绦病　　　C. 猪囊尾蚴病
    D. 牛囊尾蚴病　　　E. 棘球蚴病

33. 生活史中幼虫需经肺部移行的寄生虫为（   　）。
    A. 蠕形住肠线虫　　B. 旋毛形线虫　　C. 钩虫　　　D. 丝虫
    E. 毛首鞭形线虫

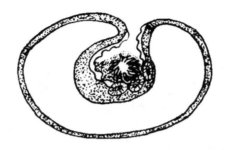

34. 蛲虫的感染阶段为( )。
    A. 感染期卵　　　B. 幼虫　　　C. 杆状蚴　　　D. 丝状蚴
    E. 微丝蚴

35. 人兽共患寄生虫病的定义是( )。
    A. 脊椎动物传给人的寄生虫病
    B. 人传给脊椎动物的寄生虫病
    C. 脊椎动物与人之间自然地传播着的寄生虫病
    D. 脊椎动物之间自然地传播着的寄生虫病
    E. 需要人和脊椎动物参与才能完成生活史的寄生虫病

四、问答题(每题 10 分,共 20 分)

1. 某血吸虫疫区发生洪水,可能引起疫情,你作为预防专业人员赴灾区指导工作,请拟定一份血吸虫病防治方案。

2. 我国主要虫媒寄生虫病有哪几种(至少 3 种)? 其传播媒介分别是什么? 并简述各虫媒寄生虫病的防治原则。

模 拟 卷 六

一、名词解释(每题 4 分,共 24 分)

1. 兼性寄生虫　　2. 夜现周期性　　3. 保虫宿主　　4. 疟疾再燃
5. 虫媒病　　6. 隐性感染

二、填空题(每空 1 分,共 30 分)

1. 寄生虫对宿主的作用包括_____,_____,_____。
2. 寄生虫病的流行具有_____,_____,_____等特点。
3. 医学节肢动物对人体的直接危害包括_____,_____,_____,_____。
4. 常见的肠外阿米巴病包括_____,_____,_____。
5. 列出下列寄生虫的感染期:钩虫_____,血吸虫_____,肝吸虫_____,丝虫_____,黑热病原虫_____,间日疟原虫_____,溶组织内阿米巴原虫_____。
6. 寄生虫病的流行环节包括_____,_____,_____等。
7. 原虫的运动细胞器有_____,_____,_____,_____,与原虫的运动有关,也是原虫分类的重要标志。
8. 生活史中能对人体肺部造成损害的寄生虫有_____,_____,_____等。

三、选择题(在下列各小题的备选答案中,请把你认为正确答案的题号,填入题干的括号内。每题 1 分,共 22 分)

1. 下列不属食源性寄生虫的是(　　　　)。
   A. 血吸虫　　　B. 旋毛虫　　　C. 曼氏迭宫绦虫　　　D. 弓形虫
   E. 肺吸虫
2. 黑热病的传播媒介为(　　　　)。
   A. 蚊　　　B. 蝇　　　C. 蚤　　　D. 白蛉　　　E. 蜱
3. 诊断棘球蚴病患者下列哪一项是错误的?(　　　　)
   A. 询问病史　　　B. X 线检查　　　C. 免疫学检查
   D. 诊断性穿刺　　　E. CT 及同位素扫描
4. 人体猪囊尾蚴病的感染途径和感染阶段为(　　　　)。
   A. 经口食入猪囊尾蚴　　　　　　B. 经皮肤感染猪囊尾蚴
   C. 经口食入链状带绦虫卵　　　　D. 经皮肤感染六钩蚴
   E. 经胎盘感染六钩蚴
5. 下列哪项不是旋毛虫病的防治原则?(　　　　)
   A. 治疗病人　　　　　　　　　　B. 加强肉类检疫及肉类制品卫生检查
   C. 改变养猪方法,提倡圈养　　　D. 管理好粪便和水源
   E. 灭鼠、搞好环境卫生
6. 日本血吸虫卵主要沉着在宿主的(　　　　)。
   A. 肝组织　　　B. 肠壁组织　　　C. 生殖器官组织

D. 肝及结肠肠壁组织　　　　　　　E. 膀胱组织

7. 蛲虫病的主要症状是(　　　　)。

A. 贫血　　　B. 腹泻　　　C. 肛门瘙痒　　　D. 食欲减退

E. 烦躁不安

8. 诊断急性阿米巴痢疾最常用的方法是(　　　　)。

A. 粪便涂片铁苏木素染色法　　　　B. 粪便涂片碘液染色法

C. 粪便生理盐水直接涂片法　　　　D. 粪便培养法

E. 肠检直接观察肠黏膜病变

9. 通过夺取营养造成人体损害的寄生虫主要是(　　　　)。

A. 链状带绦虫囊尾蚴　　　　B. 肥胖带绦虫　　　　C. 华支睾吸虫

D. 斯氏狸殖吸虫童虫　　　　E. 卫氏并殖吸虫

10. 下列哪种寄生虫病不是我国五大寄生虫病之一?(　　　　)

A. 疟疾　　　B. 黑热病　　　C. 弓形虫病　　　D. 钩虫病

E. 丝虫病

11. 寄生虫病最可靠的诊断方法是(　　　　)。

A. 皮内试验　　　B. 循环抗体检测　　　C. 循环抗原检测

D. 病原学检查　　　E. 粪便检查

12. 阴道毛滴虫的感染方式是(　　　　)。

A. 经口　　　B. 经皮肤　　　C. 经接触　　　D. 经胎盘

E. 经昆虫媒介

13. 肉眼鉴别美洲钩虫和十二指肠钩虫的主要依据是(　　　　)。

A. 虫体大小　　　B. 口囊构造　　　C. 体形特征

D. 交合伞构造　　　E. 尾刺有无

13. 丝虫病实验诊断主要靠采外周血检查(　　　　)。

A. 丝虫成虫　　　B. 丝状蚴　　　C. 微丝蚴

D. 腊肠期幼虫　　　E. 杆状蚴

14. 治疗肠道原虫常用的药物是(　　　　)。

A. 阿苯达唑　　　B. 甲苯达唑　　　C. 噻嘧啶　　　D. 甲硝唑

E. 左旋咪唑

15. 血吸虫感染的免疫属于(　　　　)。

A. 消除性免疫　　　B. 体液免疫　　　C. 带虫免疫

D. 伴随免疫　　　E. 细胞免疫

16. 在吸虫生活史中第一中间宿主通常是(　　　　)。

A. 人　　　B. 其他哺乳动物　　　C. 蛙类　　　D. 淡水鱼虾

E. 淡水螺

17. 下列线虫中需要中间宿主的是(　　　)。
　　A. 蛔虫　　　B. 蛲虫　　　C. 鞭虫　　　D. 十二指肠钩虫
　　E. 班氏丝虫

18. 下列属于生物源性蠕虫的是(　　　)。
　　A. 钩虫、丝虫、蛔虫　　　　　　B. 鞭虫、旋毛虫、姜片虫
　　C. 姜片虫、猪带绦虫、肝吸虫　　D. 蛔虫、血吸虫、旋毛虫
　　E. 血吸虫、猪带绦虫、蛲虫

19. 图 01 是(　　　)。
　　A. 钩虫卵　　　B. 蛲虫卵　　　C. 鞭虫卵　　　D. 带绦虫卵
　　E. 成熟包囊

20. 图 02 是(　　　)。
　　A. 钩虫卵　　　B. 蛔虫卵　　　C. 肝吸虫卵　　　D. 鞭虫卵
　　E. 蛲虫卵

21. 图 03 是(　　　)。
　　A. 肺吸虫卵　　　B. 肝吸虫卵　　　C. 姜片虫卵　　　D. 血吸虫卵
　　E. 蛲虫卵

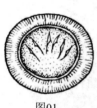

图01

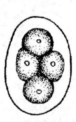

图02

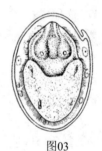

图03

四、简答题(每题 6 分,共 24 分)

1. 简述血吸虫病的致病及防治原则。

2. 可以寄生于脑部的寄生虫有哪些? 其感染阶段各是什么(列举不少于 4 个虫种)?

3. 描述间日疟原虫生活史与致病的关系。

4. 我国有哪些对人体致病以贫血为主要临床症状的寄生虫? 试举例说明其贫血机制。

模 拟 卷 七

一、名词解释(每题 3 分,共 18 分)

1. 生命周期   2. 感染期   3. 中间宿主   4. 机会致病性寄生虫
5. 棘球蚴砂   6. 疟疾再燃

二、填空题(每空 1 分,共 28 分)

1. 寄生虫病流行的三个基本环节是:_____、_____、_____。

2. 生活史为完全变态的昆虫,其生活史历经_____、若虫、_____三个期,而没有_____期。

3. 蛔虫的感染期为:_____,致病期为:_____;利什曼原虫的感染期为:_____,致病期为:_____;溶组织内阿米巴的感染期为:_____,致病期为_____。

4. 日本血吸虫的中间宿主为:_____,姜片虫的中间宿主为:_____。猪带绦虫成虫寄生人体导致:_____,此时人作为_____宿主;幼虫寄生人体导致_____。

5. 人体寄生的原虫,其运动细胞器有:_____、_____、_____和波动膜。

6. 鞭虫卵的两端各有一个特殊结构,称为:_____;成熟日本血吸虫卵中由毛蚴分泌的油滴状物质为:_____;人体常见虫卵中,最小的虫卵为:_____;最大的虫卵为:_____;

7. 疟原虫的传播媒介为:雌性_____蚊,人体的致病期为_____。疟原虫生活史中存在世代交替,在人红细胞内行_____,在蚊胃内行_____。

三、单项选择题(多选不给分。每题 1 分,共 30 分)

1. 在旋毛虫病流行中起重要作用的传染源为(   )。
   A. 猪   B. 兔   C. 鸡   D. 病人   E. 蛇

2. 关于弓形虫描述错误的是(   )。
   A. 生活史期别多   B. 人体感染方式多
   C. 染色试验是其常用免疫诊断方法
   D. 猫是其终宿主   E. 寄生于人红细胞内

3. 适合使用透明胶纸法检查的寄生虫为(   )。
   A. 蛔虫   B. 姜片吸虫   C. 蠕形螨   D. 恙虫

E. 蝇蛆病

4. 似蚓蛔线虫对人体最严重的危害是( )。

　　A. 成虫寄生导致并发症　　　　　　B. 幼虫移行对肺部的损伤

　　C. 营养不良　　　　　　　　　　　D. 代谢产物引起的变态反应

　　E. 成虫的机械刺激作用

5. 恶性疟原虫完成一代红细胞内裂体增殖周期所需时间为( )。

　　A. 48 小时　　　　　　B. 36～48 小时　　　　　C. 72 小时

　　D. 24～36 小时　　　　E. 24 小时

6. 寄生虫病最可靠的诊断方法是( )。

　　A. 皮内试验　　　B. 循环抗体检测　　　C. 循环抗原检测

　　D. 病原学检查　　　E. 粪便检查

7. 对中间宿主选择极不严格的原虫是( )。

　　A. 间日疟原虫　　　B. 杜氏利什曼原虫　　　C. 阴道毛滴虫

　　D. 刚地弓形虫　　　E. 三日疟原虫

8. 日本血吸虫卵主要沉着在宿主的( )。

　　A. 肝组织　　　B. 肠壁组织　　　C. 生殖器官组织

　　D. 肝及结肠肠壁组织　　　　　　E. 膀胱组织

9. 钩虫病的主要防治措施是( )。

　　A. 加强粪便管理　　　　B. 灭蚊、防蚊

　　C. 避免赤脚下田园和用鲜粪施肥

　　D. 注意个人卫生,不饮生水

　　E. 勿食生的或未熟的猪肉

10. 疟原虫的哪个阶段进入蚊体内才能继续发育?( )

　　A. 子孢子　　　B. 环状体　　　C. 大滋养体　　　D. 裂殖体

　　E. 雌、雄配子体

11. 下列哪项不是钩虫引起宿主贫血的原因?( )

　　A. 虫体活动造成的组织或血管损伤

　　B. 钩虫吸血时分泌抗凝血物质

　　C. 宿主脾功能亢进

　　D. 频繁更换咬附部位,使伤口慢性失血

　　E. 钩虫吸血后血液又迅速经其消化道排出

12. 粪便生理盐水涂片检查镜下见如下图所示虫卵,应鉴定为( )。

　　A. 肺吸虫卵　　　B. 蛔虫卵　　　C. 鞭虫卵　　　D. 钩虫卵

　　E. 带绦虫卵

13. 预防猪囊虫病的合理措施之一是( )。

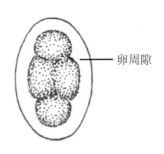

卵周隙

A. 及时治疗猪带绦虫病　　B. 严格肉类检查　　C. 不吃未熟猪肉

D. 防止猪粪污染饮食　　　E. 切生、熟食物的刀板分开

14. 局部贴敷生蛙肉,可能感染(　　　　)。

A. 猪带绦虫病　　　　B. 曼氏迭宫绦虫病　　　　C. 曼氏裂头蚴病

D. 细粒棘球绦虫病　　E. 微小膜壳绦虫病

15. 隐孢子虫感染者的病原学诊断通常为取粪便(　　　　　)。

A. 查卵囊　　B. 查滋养体　　C. 查合子　　D. 查配子体

E. 查裂殖体

16. 诊断内脏利什曼病最常用的方法是(　　　　)。

A. 皮内试验　　　B. 骨髓穿刺　　　C. 厚薄血膜涂片法

D. 加藤厚涂片法　　　　　　E. 生理盐水涂片法

17. 与饮食习惯有密切关系的人体寄生虫病除华支睾吸虫病、并殖吸虫病外,还有(　　　　)。

A. 黑热病和肺孢子虫病　　　　B. 弓形虫病和肺孢子虫病

C. 弓形虫病和带绦虫病　　　　D. 黑热病和阿米巴病

E. 带绦虫病和血吸虫病

18. 疟疾免疫属于(　　　　)。

A. 消除性免疫　　　B. 体液免疫　　　C. 带虫免疫

D. 伴随免疫　　　　E. 细胞免疫

19. 生活史中幼虫需经肺部移行的寄生虫为(　　　　)。

A. 蠕形住肠线虫　　B. 旋毛形线虫　　　C. 钩虫　　　D. 丝虫

E. 毛首鞭形线虫

20. 鞭虫的感染阶段为(　　　　)。

A. 感染期虫卵　　B. 幼虫　　C. 杆状蚴　　D. 丝状蚴

E. 微丝蚴

21. 某些寄生虫的感染期,被非正常宿主吞食后,孵出的幼虫虽可在这种非正常宿主体内长期生活,但不能发育为成虫,这种非正常宿主称为

（　　　　）。

　　A. 终宿主　　　　B. 中间宿主　　　　C. 保虫宿主　　　　D. 转续宿主

　　E. 贮存宿主

22. 下列哪项不是弓形虫的主要感染阶段？（　　　　）

　　A. 速殖子、卵囊　　　　B. 卵囊、缓殖子　　　　C. 包囊、假包囊

　　D. 滋养体、卵囊　　　　E. 速殖子、裂殖体

23. 下列哪项不是经皮肤侵入人体的寄生虫？（　　　　）

　　A. 钩虫、丝虫　　　　B. 丝虫、蛲虫　　　　C. 粪类圆线虫、利什曼原虫

　　D. 疟原虫、利什曼原虫　　　　E. 丝虫、粪类圆线虫

24. 寄生虫免疫逃避的含义是指寄生虫（　　　　）。

　　A. 抗原变异　　　　B. 释放可溶性抗原　　　　C. 改变宿主的免疫应答

　　D. 体表结合宿主抗原　　　　E. 逃避宿主免疫力的攻击而继续生存

25. 下列关于猪带绦虫的描述哪项是错误的？（　　　　）

　　A. 头节呈球形，具顶突、小钩和吸盘

　　B. 学名是链状带绦虫

　　C. 人误食了"米猪肉"可患囊尾蚴病

　　D. 卵巢分左、右两叶及中央小叶

　　E. 孕节中子宫每侧分 7～13 支

26. 下列哪项不是牛带绦虫和猪带绦虫生活史的共同点？（　　　　）

　　A. 中绦期是囊尾蚴　　　　B. 人是唯一的终宿主　　　　C. 经口感染

　　D. 感染阶段是虫卵　　　　E. 成虫寄生在小肠

27. 关于旋毛形线虫的描述，下列哪项是错误的？（　　　　）

　　A. 旋毛虫为一种动物源性寄生虫

　　B. 在同一宿主体内即可完成生活史全过程

　　C. 成虫寄生在宿主小肠内

　　D. 幼虫寄生在宿主肌肉内形成囊包

　　E. 感染阶段为含幼虫的囊包

28. 恶性疟无复发的原因是（　　　　）。

　　A. 传播媒介易消灭　　　　B. 人有先天性免疫力

　　C. 症状一般较轻　　　　D. 不会产生抗药性

　　E. 无迟发型子孢子

29. 下列哪项不是疟疾导致贫血的原因？（　　　　）

　　A. 原虫对红细胞的破坏　　　　B. 脾功能亢进

　　C. 骨髓造血功能的抑制　　　　D. 周期性发热

　　E. 免疫病理因素如：补体激活导致红细胞溶解

30. 棘球蚴病的确诊依据为（　　　　）。
　　A. 有接触犬羊的历史　　　B. 病人来自流行区
　　C. CT 检查有占位性病变　　D. 局部包块形成
　　E. 查到原头蚴

四、问答题（每题 8 分，共 24 分）

1. 能够在脑部寄生或引起脑部损害的寄生虫主要有哪些？其人体的感染期分别如何（至少举出 5 种）？

2. 消化道寄生的寄生虫有哪些？其致病期和诊断期主要是什么（至少举出 5 种，线虫、吸虫、绦虫、原虫每种至少举出一种）？

3. 简述日本血吸虫的生活史（主要生活史阶段、宿主、及人体寄生部位）与日本血吸虫的致病原因（主要症状及其产生机制）。

第四部分

常见人体寄生虫图谱

常见人体寄生虫图谱

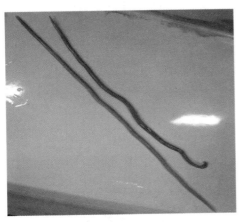

蛔虫成虫

Adult worm of *Ascaris lumbricoides*

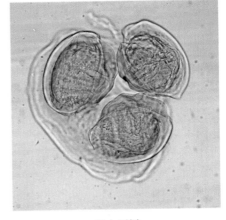

蛔虫唇瓣

The lips of *Ascaris lumbricoides*

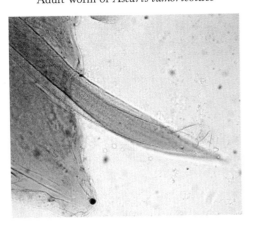

蛔虫交合刺

A pair of Sickle

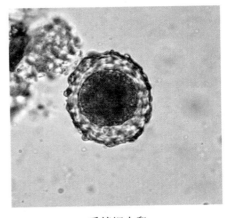

受精蛔虫卵

Fertilized egg

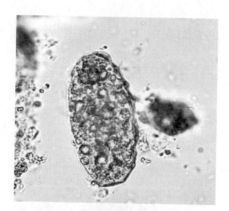

未受精蛔虫卵
Unfertilized egg

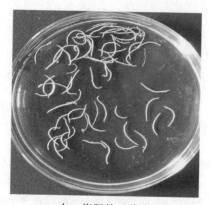

十二指肠钩口线虫
Adults of *Ancylostoma duodenale*

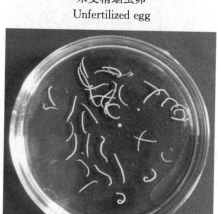

美洲板口线虫
Adults of *Necator americanus*

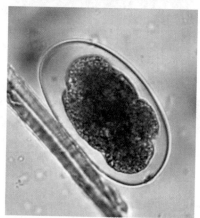

钩虫卵
Hookworm Egg

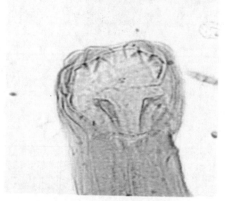

十二指肠钩口线虫口囊
The oral opening of *Ancylostoma duodenale*

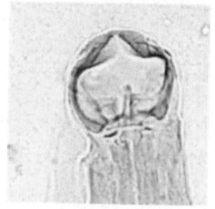

美洲板口线虫口囊
The oral opening of *Necator americanus*

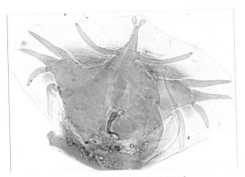

十二指肠钩口线虫背辐肋
Ray of *A. duodenale*

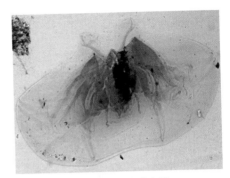

美洲板口线虫背辐肋
Ray of *N. americanus*

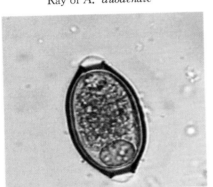

毛首鞭形线虫卵
Trichuris trichiura egg

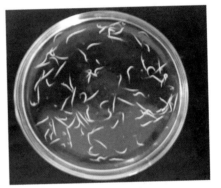

蠕形住肠线虫
Adults of *E. vermicularis*

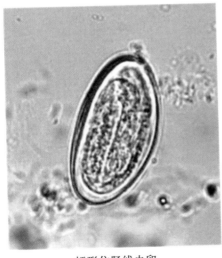

蠕形住肠线虫卵
Enterobius vermicularis egg

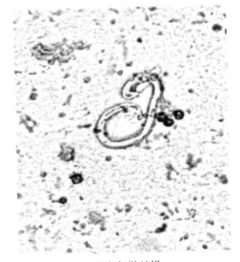

未染色微丝蚴
Unstained microfilaria

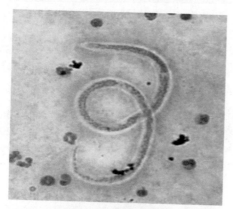

班氏吴策线虫微丝蚴
Wuchereria bancrofti microfilaria

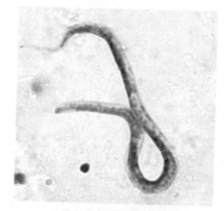

马来布鲁线虫微丝蚴
Brugia malayi microfilaria

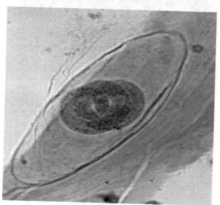

旋毛形线虫囊胞
Trichinella spiralis encysted larva

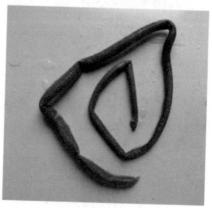

棘头虫成虫
Adult of *Macracanthorhynchus hirudinaceus*

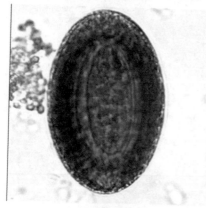

棘头虫卵
Egg of *Macracanthorhynchus hirudinaceus*

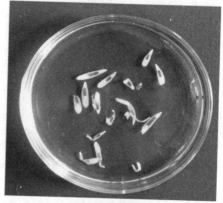

华支睾吸虫成虫
Liver fluke

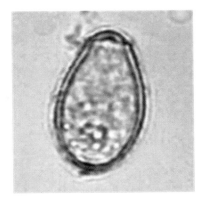

华支睾吸虫卵
Clonorchis sinensis egg

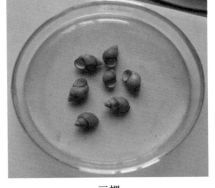

豆螺
Bithynia fuchsianus

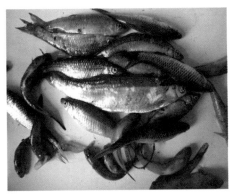

淡水鱼
Fresh water fish

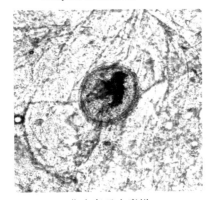

华支睾吸虫囊蚴
Metacercaria of Liver fluke

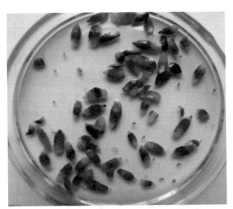

卫氏并殖吸虫成虫
Lung fluke

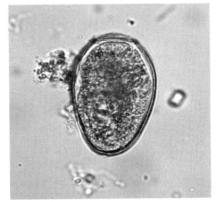

卫氏并殖吸虫卵
Paragonimus westermani egg

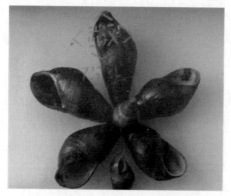

肺吸虫第一中间宿主川卷螺
The first intermediate host of Lung fluke

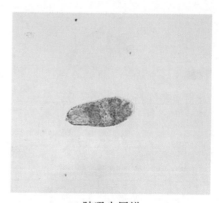

肺吸虫尾蚴
Paragonimus westermani cercaria

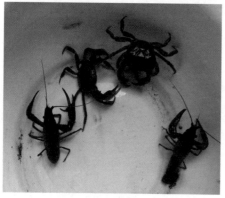

石蟹、蝲蛄
Shrimp and River crab

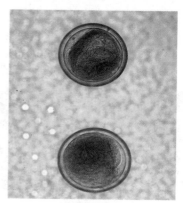

肺吸虫囊蚴
Paragonimus westermani bladderwarm

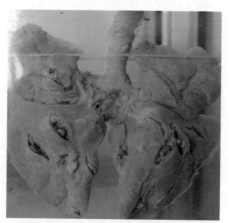

肺吸虫在肺内寄生
Adults of Lung fluke living in the lung

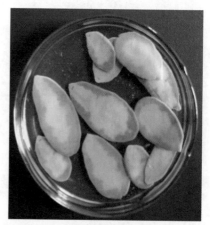

布氏姜片吸虫成虫
Fasciolopsis buski

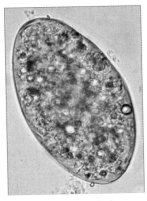

布氏姜片吸虫卵
Fasciolopsis buski egg

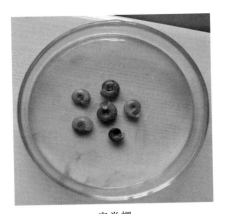

扁卷螺
Segmentina

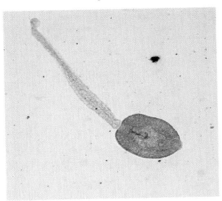

布氏姜片吸虫尾蚴
Fasciolopsis buski cercaria

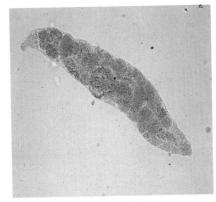

布氏姜片吸虫雷蚴
Fasciolopsis buski redi

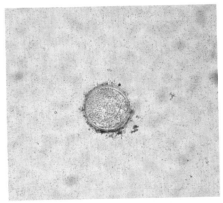

布氏姜片吸虫囊蚴
Fasciolopsis buski Bladderwarm

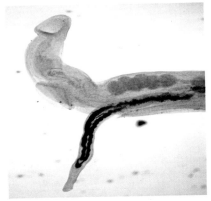

日本血吸虫雌雄合抱
Adults of *Schistosoma japonicum*
(male and female)

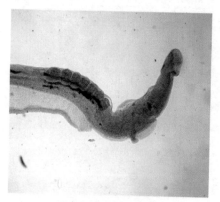

日本血吸虫雄虫睾丸
Gynecophoral canal

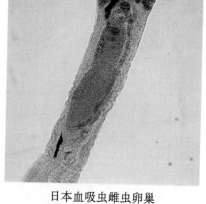

日本血吸虫雌虫卵巢
Ovary of the female *Schistosoma*

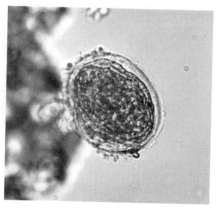

日本血吸虫卵
Schistosoma japonicum egg

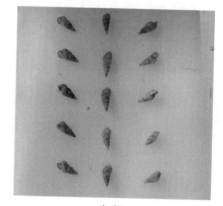

钉螺
Oncomelania

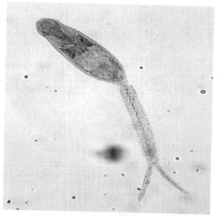

日本血吸虫尾蚴
Schistosoma japonicum cercari

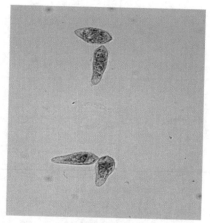

日本血吸虫毛蚴
Miracidium of *Schistosoma japonicu*

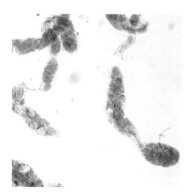

日本血吸虫胞蚴
Sporocyst of *Schistosoma japonicum*

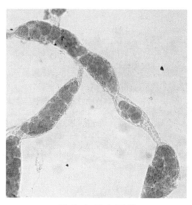

日本血吸虫雷蚴
Schistosoma japonicum redia

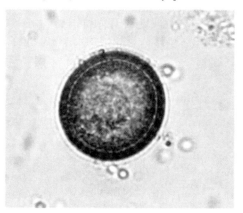

带绦虫卵
Egg of Tapeworm

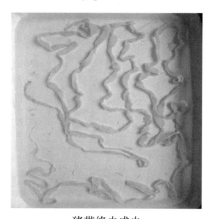

猪带绦虫成虫
Adult of *Taenia solium*

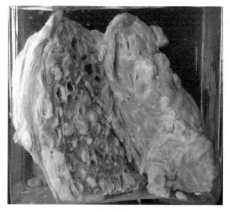

米猪肉
Cysticercus of *Taenia solium*

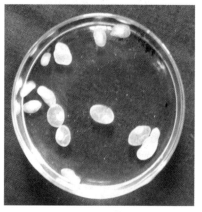

猪带绦虫囊尾蚴
Cysticercus in the pork

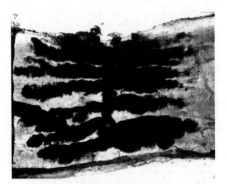

猪带绦虫孕节
Gravid segment of *Taenia solium*

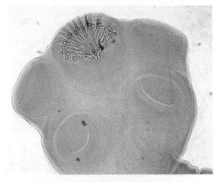

猪带绦虫头节
Scolex of *T. solium*

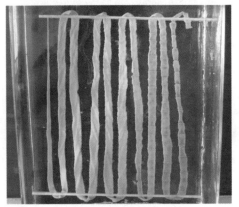

牛带绦虫成虫
Adult of *Taenia sagniata*

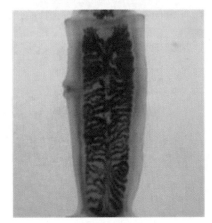

牛带绦虫孕节
Gravid segment of *T. sagniata*

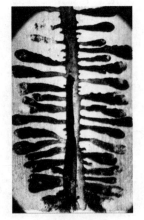

牛带绦虫孕节
Gravid segment of *T. sagniata*

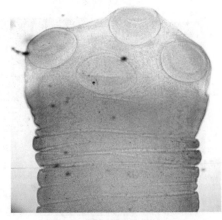

牛带绦虫头节
Scolex of *T. sagniata*

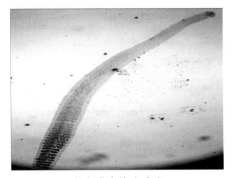

微小膜壳绦虫成虫
Adult of *Hymenolepis nana*

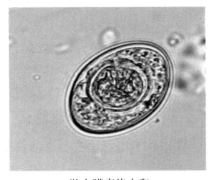

微小膜壳绦虫卵
Egg of *Hymenolepis nana*

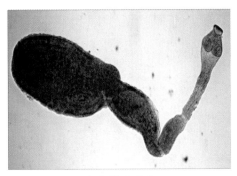

包生绦虫成虫
Adult of *Echinococcus granulosus*

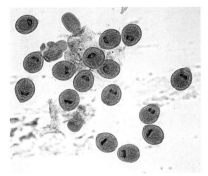

原头蚴
Protoscolex

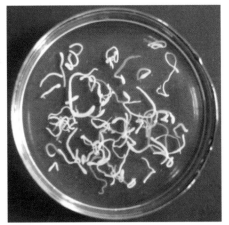

曼氏迭宫绦虫裂头蚴
Sparganum mansoni

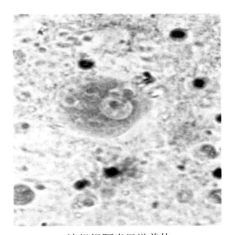

溶组织阿米巴滋养体
Trophozoite of *Entamoeba histolytica*

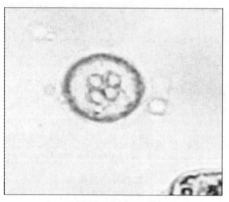

溶组织阿米巴包囊
Cyst of *Entamoeba histolytica*

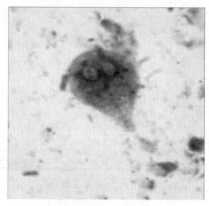

蓝氏贾第鞭毛虫滋养体
Trophozoite of *Giardi lamblia*

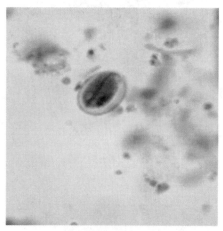

蓝氏贾第鞭毛虫包囊
Cyst of *Giardi lamblia*

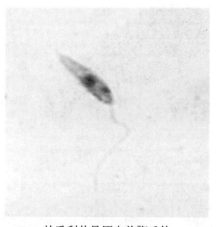

杜氏利什曼原虫前鞭毛体
Promastigote of *Leishmania* spp.

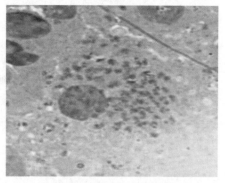

杜氏利什曼原虫无鞭毛体
Amastigote of *Leishmania* spp.

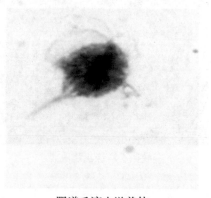

阴道毛滴虫滋养体
Trichomonas vaginalis

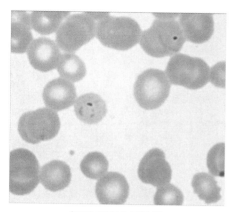

间日疟原虫环状体
Ring form of *Plasmodium vivax*

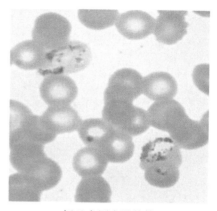

间日疟原虫滋养体
Massive trophozoite of *Plasmodium vivax*

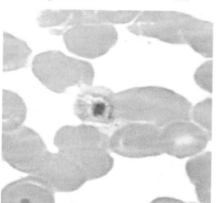

间日疟原虫雄配子体
Male gametocyte of *Plasmodium vivax*

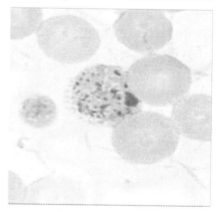

间日疟原虫雌配子体
Female gametocyte of *Plasmodium vivax*

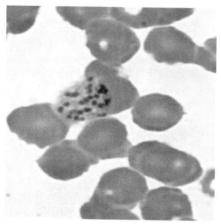

间日疟原虫成熟裂值体
Mature schizont of *Plasmodium vivax*

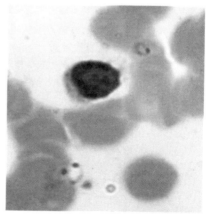

恶性疟原虫环状体
Ring form of *Plasmodium falciparum*

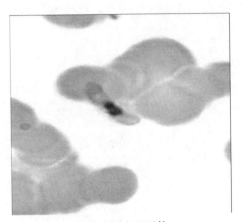

恶性疟原虫配子体
Female gametocyte of *Plasmodium falciparum*

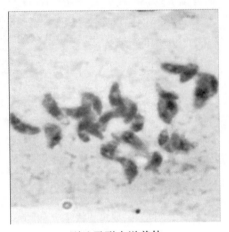

刚地弓形虫滋养体
Trophozoite of *Toxoplasma*

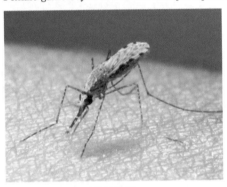

雌性按蚊
Female anopheles

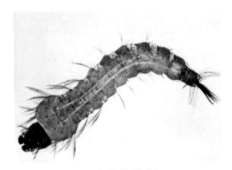

孑孓（按蚊幼虫）
Anopheles larva

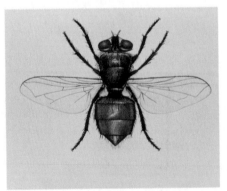

家蝇
Housefly

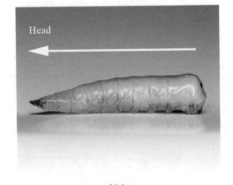

蝇蛆
Maggot（houseflylarvae）

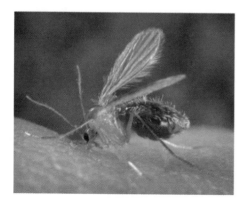

白蛉
Phlebotomus papatasi（sand fly）

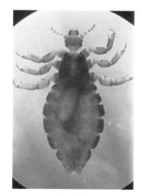

人头虱
Head louse

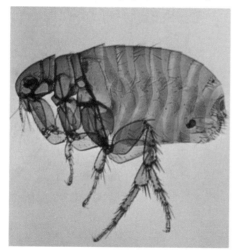

蚤
Flea

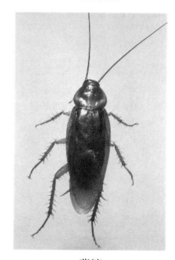

蜚蠊
Cockroach

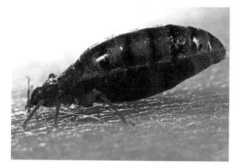

臭虫
Bed bug

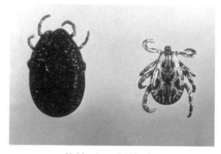

软蜱(左)、硬蜱(右)
Soft ticks（left），Hard ticks（right）

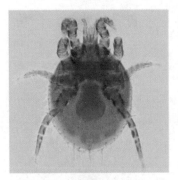

革螨
Gamasid

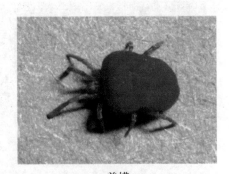

恙螨
Chigger mite

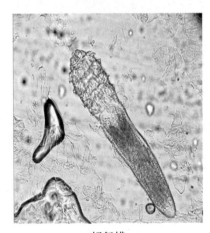

蠕行螨
Demodicid mite

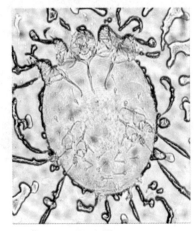

疥螨
Scab mite

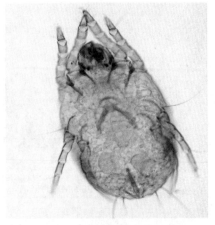

屋尘螨
Dermatophagoides pteronyssinus

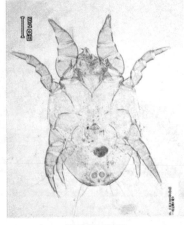

粉尘螨：雄性
Dermatophagoides farine：male